Mark Goepel
**Patientenratgeber
Blasenstörungen bei Erwachsenen und Kindern**

Springer
*Berlin
Heidelberg
New York
Barcelona
Budapest
Hongkong
London
Mailand
Paris
Singapur
Tokio*

Mark Goepel

Patientenratgeber Blasenstörungen bei Erwachsenen und Kindern

Mit 28 Abbildungen

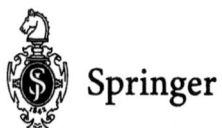 Springer

Priv.-Doz. Dr. med. MARK GOEPEL
Urologische Universitätsklinik Essen
Hufelandstr. 55
45122 Essen

ISBN-13: 978-3-540-66535-9

Die Deutsche Bibliothek – CIP-Einheitsaufnahme
Goepel, Mark Anton Otto: Patientenratgeber Blasenstörungen bei Erwachsenen und Kindern / Mark Goepel. - 2., neubearb. Aufl.. – Berlin ; Heidelberg ; New York ; Barcelona ; Hongkong ; London ; Mailand ; Paris ; Singapur ; Tokio : Springer 2000
   ISBN-13: 978-3-540-66535-9   e-ISBN-13: 978-3-642-59523-3
   DOI: 10.1007/978-3-642-59523-3

Dieses Werk ist urheberrechtlich geschützt. Die dadurch begründeten Rechte, insbesondere die der Übersetzung, des Nachdrucks, des Vortrags, der Entnahme von Abbildungen und Tabellen, der Funksendung, der Mikroverfilmung oder der Vervielfältigung auf anderen Wegen und der Speicherung in Datenverarbeitungsanlagen, bleiben, auch bei nur auszugsweiser Verwertung, vorbehalten. Eine Vervielfältigung dieses Werkes oder von Teilen dieses Werkes ist auch im Einzelfall n3ur in den Grenzen der gesetzlichen Bestimmungen des Urheberrechtsgesetzes der Bundesrepublik Deutschland vom 9. September 1965 in der jeweils geltenden Fassung zulässig. Sie ist grundsätzlich vergütungspflichtig. Zuwiderhandlungen unterliegen den Strafbestimmungen des Urheberrechtsgesetzes.

Springer-Verlag Berlin Heidelberg New York
ein Unternehmen der BertelsmannSpringer Science+Business Media GmbH

© Springer-Verlag Berlin Heidelberg 2001

Die Wiedergabe von Gebrauchsnamen, Handelsnamen, Warenbezeichnungen usw. in diesem Werk berechtigt auch ohne besondere Kennzeichnung nicht zu der Annahme, daß solche Namen im Sinn der Warenzeichen- und Markenschutzgesetzgebung als frei zu betrachten wären und daher von jedermann benutzt werden dürften.

Produkthaftung: Für Angaben über Dosierungsanweisungen und Applikationsformen kann vom Verlag keine Gewähr übernommen werden. Derartige Angaben müssen vom jeweiligen Anwender im Einzelfall anhand anderer Literaturstellen auf ihre Richtigkeit überprüft werden.

Herstellung: PRO EDIT GmbH, D-69126 Heidelberg
Umschlaggestaltung: design & production, D-69121 Heidelberg
Satz: TBS, Sandhausen
Gedruckt auf säurefreiem Papier   SPIN 10717455   22/3130Re – 5 4 3 2 1 0

Geleitwort

Blasenstörungen und unwillkürlicher Verlust von Urin (Harninkontinenz) stellen neben der Harnsteinbildung eine zweite urologische Erkrankungsform dar, die wegen ihrer Häufigkeit zu den Volkskrankheiten zählt. Allein in den alten Bundesländern wurde 1996 von ca. 6,5 Mio. harninkontinenten erwachsenen Patienten ausgegangen. Bei Kindern lässt sich die Gesamtzahl der Betroffenen oberhalb des 5. Lebensjahres nur schwer schätzen: Reihenuntersuchungen bei „gesunden" Schulkindern zeigten ein fortbestehendes Einnässen nachts oder auch tagsüber abhängig vom Alter bei bis zu 25% der Befragten.

Unkontrollierter Verlust von Urin stellt für die meisten Betroffenen immer noch ein Tabuthema dar. Der Versuch, Blasenstörungen wie unwillkürlichen Urinverlust vor der Umwelt, der Familie, am Arbeitsplatz oder in der Schule zu verbergen, führt zu sozialer Vereinsamung, Familien- und Partnerproblemen oder zu Schwierigkeiten in Beruf oder Ausbildung.

Kinder, die einnässen, werden gehänselt und ausgegrenzt („du Bettnässer!") und oftmals zusätzlich von schlecht informierten Eltern oder Verwandten gerügt und bestraft. Dies kann zu schwerwiegenden, oft lebenslang spürbaren psychischen Störungen führen. Entscheidend ist hier die Aufklärungsarbeit aller beteiligten Ärztegruppen. Den Betroffenen muss das Gefühl, an ihrer Erkrankung selbst schuld zu sein, genommen werden. Der Weg zum Arzt und zur richtigen Untersuchung sollte keine unüberwindliche Hürde, sondern eine notwendige Konsequenz bei jeder Form von Blasenstörung sein.

Aus diesem Grund wurde 1988 als fachübergreifende Arbeitsgruppe aller an der Untersuchung und Behandlung dieser Patenten beteiligten Ärzte und Wissenschaftler die „Gesellschaft für Inkontinenzhilfe" (GIH) gegründet. In jährlichen Kongressen für Mitglieder und Betroffene werden alle Aspekte der Harn- und Stuhlinkontinenz behandelt und diskutiert. Die Gesellschaft für Inkontinenzhilfe hat inzwischen an vielen Orten in Deutschland Selbsthilfegruppen ins Leben gerufen und deren Tätigkeiten unterstützt.

Ich freue mich, dass aus der Zusammenarbeit einer Selbsthilfegruppe mit dem beteiligten Arzt das hier vorliegende Buch entstanden ist, das sich ganz bewusst an den Patienten und medizinischen Laien wendet. Dem Kollegen Goepel ist es gelungen, die vielfältigen Aspekte von Blasenstörungen und Harninkontinenz bei Erwachsenen und Kindern anschaulich darzustellen und den Betroffenen sowie ihren Angehörigen die Wege der Untersuchung und Behandlung zu erläutern. Mögen möglichst viele Betroffene oder Eltern von betroffenen Kindern nach der Lektüre des Buches den Weg zum Arzt ihres Vertrauens und damit zu einer erfolgreichen Untersuchung und Behandlung finden.

Im Oktober 2000
Prof. Dr. H. MELCHIOR
Vorsitzender der Gesellschaft
für Inkontinenzhilfe

Vorwort

Unwillkürlicher Urinverlust ist während der Säuglingszeit und frühen Kindheit völlig normal, während er in späteren Lebensabschnitten von den Betroffenen zum großen Teil als Ausdruck persönlichen Versagens angesehen wird. Dieses Versagen wird mit allen Mitteln vor der Umwelt, den Verwandten und Berufskollegen verborgen und meist auch dem Hausarzt verschwiegen. Mit Hilfe von einfachen, im Kaufhaus erhältlichen Hilfsmitteln wird dieses Symptom so lange wie möglich geheim gehalten und erst, wenn dies nicht mehr möglich ist, ein Arzt oder eine Selbsthilfegruppe um Rat gefragt. Kinder, die nach dem 4.-5. Lebensjahr ihre Blasenfunktion nicht oder nicht immer beherrschen, werden gehänselt oder bestraft. Dies kann oft zu bleibenden seelischen Schäden führen. Ebenso wenig bekannt ist die Tatsache, dass nächtliches Einnässen familiär gehäuft vorkommt und ein Kind durch seine Eltern, die von ihren eigenen Schwierigkeiten oft nichts mehr wissen (wollen), vorbelastet ist.

Die von Blasenstörungen Betroffenen geraten so in ihrem schulischen, beruflichen, familiären und gesellschaftlichen Leben zunehmend in Konfliktsituationen. Der Einzelne zieht sich mehr und mehr zurück, um sich nicht durch plötzlichen, nicht zu vertuschenden Urinverlust oder dauernden Toilettengang zu blamieren. Auch im persönlichen Bereich haben Blasenstörungen weitreichende Folgen, so werden z. B. Schulausflüge, längere Einkäufe, Sport- oder Tanzveranstaltungen, Gruppenreisen oder sogar Ereignisse im Familienkreis zu einem unüberwindlichen Hindernis. Intime Kontakte unterbleiben bei betroffenen Erwachsenen fast völlig.

In den letzten Jahren sind Blasenstörungen in den ärztlichen und pflegerischen Berufen zunehmend ins Bewusstsein gerückt. So existiert heute eine Reihe von diagnostischen und therapeutischen Möglichkeiten, die dem Betroffenen in seiner konkreten Situation als Hilfeleistung zur Verfügung steht. Die Untersuchungen sind wenig belastend und an der Schwere der Symptome orientiert. Bei der Behandlung stehen medikamentöse und körperlich-therapeutische Verfahren im Vordergrund. Eine Operation ist nur bei schweren Formen zu erwägen, dann aber zumeist erfolgreich. Die angewendeten Operationsmethoden sind standardisiert und im Erfolgsausgang geprüft und können so in der individuellen Situation richtig ausgewählt und angewendet werden. Dabei haben sich einfache Operationstechniken mit großer Wirksamkeit durchgesetzt. Aber auch in nahezu aussichtslosen Fällen und nach erfolglosen Voroperationen kann heute durch die Einpflanzung eines „künstlichen Blasenschließmuskels" geholfen werden.

Einen breiten Raum nimmt in diesem Büchlein die Darstellung von Blasenstörungen im Kindesalter ein, da hier bei vielen Eltern völlige Ratlosigkeit herrscht. Die Symptome im Kindesalter sind vielschichtig und ihre Deutung ist auch im ärztlichen Bereich nicht einheitlich. Neben der Abklärung in verschiedenen Schritten werden aktuelle Therapiemöglichkeiten bei kindlichem Einnässen dargestellt.

Ziel dieses Buches ist es, dem Betroffenen, seinen Angehörigen und den ihn pflegenden Personen die einzelnen Formen von Blasenstörungen näher zu bringen und die verschiedenen Möglichkeiten aufzuzeigen, nach denen sie heute behandelt oder versorgt werden können. Dabei ist es besonders wichtig, dass gestörte Blasenkontrolle und unwillkürlicher Urinverlust nicht mehr als Ausdruck persönlichen Versagens, sondern als ein Krankheitssymptom verstanden wird. Hierdurch soll der Weg aus der Isolation heraus zu den einzelnen diagnostischen und therapeutischen Angeboten erleichtert und so das Leben mit einer der verschiedenen Formen der Erkrankung verbessert werden.

Die Neubearbeitung dieses Buches wäre neben der normalen Arbeit im Krankenhaus nicht gelungen ohne die Unterstützung und das Verständnis der Mitabeiter des Springer-Verlags. Für die Geduld bei der Manuskripterstellung und die kreative Nachbearbeitung bin ich Frau Dr. Annette Zimpelmann sehr dankbar. Meiner Frau Dr. Esther Wieland möchte ich für viele inhaltliche, sprachliche und stilistische Anmerkungen bei der Lektorierung des Textes besonders danken.

Essen, im Oktober 2000   MARK GOEPEL

Inhaltsverzeichnis

Teil A

Grundlagen

1	Wissenswertes über den Harntrakt	1
1.1	Harnblase, Schließmuskulatur und Harnröhre	1
1.2	Nieren und Harnleiter	3
2	Die normale Funktion des unteren Harntraktes	4
2.1	Entwicklungen im Kindesalter	4
2.2	Veränderungen im Erwachsenenalter	6

Teil B

Welche Störungen gibt es?

1	Blasenstörungen bei Kindern	9
1.1	Störungen der Blasenentleerung	9
1.2	Einnässen in der Nacht	9
1.3	Einnässen am Tag, instabile Blase	12
1.4	Harnwegsinfekte und Einnässen	13
1.5	Haltemanöver	13
1.6	Angeborene Fehlbildungen der Harn- und Geschlechtsorgane	14
1.6.1	Phimose	14
1.6.2	Andauerndes Harntröpfeln	14
1.7	Fehlbildungen mit Auswirkungen auf den Harntrakt	15
2	Blasenstörungen bei Erwachsenen	16
2.1	Störungen der Blasenentleerung	16
2.1.1	Mechanische Behinderung der Blasenentleerung	16
2.1.2	Blasenmuskelschwäche	17
2.1.3	Schrumpfung des Blasenmuskels	18

2.2	Harnverlust bei körperlicher Anstrengung (Stressinkontinenz)	18
2.3	Die überaktive Blase	19
2.3.1	Harnverlust bei starkem Harndranggefühl (Dranginkontinenz)	20
2.3.2	Harnverlust ohne Blasenentleerung (Überlaufinkontinenz)	21
2.4	Blasenstörungen im Alter	21
2.5	Harnverlust bei Störungen des Nervensystems	22
2.6	Blasenstörungen bei Querschnittslähmung	22

Teil C

Wie werden die Störungen untersucht?

1	Untersuchungsmethoden bei Harninkontinenz im Kindesalter	25
1.1	Laboruntersuchungen	25
1.2	Ultraschalluntersuchung	26
1.3	Harnflussmessung	26
1.4	Flow-EMG	26
1.5	Blasendruckmessung	27
1.6	Spiegeluntersuchung	27
1.7	Röntgenuntersuchung	27
2	Untersuchungsmethoden bei Harninkontinenz im Erwachsenenalter	28
2.1	Laboruntersuchungen	28
2.2	Ultarschalluntersuchung	29
2.3	Harnflussmessung	29
2.4	Blasendruckmessung	29
2.5	Schließmuskeldruckmessung	31
2.6	Druckflussuntersuchung	32
2.7	Spiegeluntersuchung	33
2.8	Röntgenuntersuchung	34

Teil D

Welche Behandlungsmöglichkeiten gibt es?

1	Behandlungsmöglichkeiten bei Harninkontinenz im Kindesalter	37
1.1	Blasentraining	37
1.2	Medikamentöse Behandlung	39
1.2.1	Nächtliches Einnässen ohne Auffälligkeiten am Tag (Enuresis nocturna)	39

1.2.2	Einnässen nachts und am Tag ohne Blasenentzündung (Überaktive Blase)	41
1.2.3	Einnässen nachts und am Tage in Kombination mit Harnwegsinfekten	41
1.2.4	Operative Behandlung	42
2	**Behandlungsmöglichkeiten bei Harninkontinenz im Erwachsenensalter**	**42**
2.1	Schließmuskeltraining	42
2.2	Medikamentöse Behandlung	45
2.3	Reizstrombehandlung	47
2.4	Operative Behandlung	47

Teil E

Die pflegerische Versorgung bei Harninkontinenz

1	Ernährungs- und Trinkverhalten	51
2	**Heil- und Hilfsmittel**	**52**
2.1	Aufsaugende Hilfsmittel	53
2.2	Absorbierende Hilfsmittel	53
2.3	Tropfenfänger	55
2.4	Geformte Vorlagen	55
2.5	Inkontinenzhosen	55
2.6	Textile Inkontinenzsysteme	56
2.7	Aufsaugende Betteinlagen	56
2.8	Textile Betteinlagen	56
2.9	Katheter	57
2.10	Suprapubische Blasenfistel (Bauchdeckenkatheter)	58
2.11	Kondomurinal	59
2.12	Penisklemme, Penisbändchen	60
2.13	Auffangsysteme	60
3	**Körperpflege bei chronischer Harninkontinenz**	**61**
4	**Toilettentraining**	**63**
5	**Blasentraining**	**63**
6	**Beckenbodentraining**	**64**

Teil F

Die soziale Situation des Harninkontinenzpatienten

1	Die Situation des Patienten in der Gesellschaft	65
2	Die rechtliche Situation des Patienten	66
2.1	Verschreibungspflicht von Hilfsmitteln, Befreiung von Gebühren	67
2.1.2	Voraussetzungen zur Beantragung einer Kur	67
2.1.2	Feststellung einer Behinderung	68
2.1.3	Minderung der Erwerbsfähigkeit	68
2.1.4	Gewährung eines Nachteilausgleiches	69
2.1.5	Radio- und Fernsehgebühren	69
2.1.6	Telefon	69
2.1.7	Lohn- und Einkommensteuer	69
2.1.8	Grundsteuer	70
2.1.9	Wohnungsbauförderung	70
2.1.10	Kindergeld	70
2.1.11	KFZ-Steuer	70
2.1.12	KFZ-Versicherung	71
2.1.13	Flugverkehr	71
3	Hilfsangebote für Harninkontinente	71

Teil G

Verzeichnis von Beratungsstellen und Selbsthilfegruppen 75

Teil H

Inkontinenzfragebogen 111

Teil I

Nützliche Internet-Adressen 113

Teil J

Weiterführende Literatur 115

Sachverzeichnis 117

Verzeichnis der medizinischen Fachausdrücke

- Kontinenz — Fähigkeit, Urin (Stuhlgang) zu halten
- Inkontinenz — Unfähigkeit, Urin (Stuhlgang) zu halten; unwillkürlicher Verlust von Urin (Stuhlgang)
- Miktion — Entleerung der Harnblase
- Pollakisurie — häufiges Urinlassen, gehäufter Harndrang
- Nykturie — nächtliches Wasserlassen
- Kontraktion — Zusammenziehen von Muskeln oder Muskelfasern
- Prostata — männliche Vorsteherdrüse, liegt unterhalb der Harnblase und umschließt die Harnröhre
- Arterie — Schlagader, leitet sauerstoffreiches Blut zu den Organen (z. B. zur Niere)
- Aorta — große Bauchschlagader
- Hormon — körpereigener Botenstoff
- Reflux — Rückfluss, z. B. von Urin zur Niere
- Überaktive Blase — Störung mit gehäuftem Harndrang und Toilettengang

TEIL A

Grundlagen　　　　　　　　　　　　　　　　　　　　　　　　　　A

1
Wissenswertes über den Harntrakt

1.1
Harnblase, Schließmuskeln und Harnröhre

Die Harnblase ist ein Hohlorgan, das aus mehreren Schichten sog. glatter Muskelfasern besteht (Abb. 1, 2).

Auf der Innenseite ist sie von einer speziellen Harntraktschleimhaut, dem Urothel, ausgekleidet. Diese Form der Schleimhaut ist im gesamten Harntrakt, d.h. vom Beginn der Nierenkelche bis zum äußeren Ende der Harnröhre zu finden. Die Hauptaufgabe der Harnblase ist die Urinspeicherung. Zusätzlich sorgt sie in einem komplizierten Zusammenspiel mit den verschiedenen Schließmuskelgruppen für eine koordinierte Harnentleerung. Die normale Speicherkapazität der Harnblase liegt beim Erwachsenen zwischen 350 und 500 ml. Bei Kindern und Jugendlichen wird die Speicherkapazität nach einer Näherungsformel berechnet: 30+(Alter in Jahren mal 30)+/-80 ml=normale Blasenkapazität in ml bezogen auf das Alter des Kindes.

Die Harnblase liegt bei beiden Geschlechtern direkt hinter dem Schambein, bei der Frau in direkter Nachbarschaft zu Scheide und Gebärmutter (Abb. 3), beim Mann oberhalb der Vorsteherdrüse (Prostata) vor den Samenblasen und dem Enddarm (Abb. 4). Im Bereich des Blasenausgangs wird der Beginn der Harnröhre bei beiden Geschlechtern vom inneren Schließmuskel umfasst.

Der sich anschließende Teil der Harnröhre wird beim Mann von der Vorsteherdrüse umgeben (s. Abb. 4). Unterhalb der Prostata läuft die Harnröhre durch die Muskelgruppen des Beckenbodens und wird hier vom sog. „willkürlichen" Schließmuskel umgeben. Dies ist die Muskelgruppe, die wir durch Kneifen aktivieren können und die beim Beckenbodentraining bewusst angesprochen wird. Nach dem äußeren Schließmuskel folgt der Harnröhrenanteil, der dem Becken außen anliegt und der Teil, der im männlichen Glied verläuft. Die Harnröhre endet mit dem äußeren Harnröhrenausgang in der Eichel des Gliedes.

Die weibliche Harnröhre ist mit 2,5–4 cm deutlich kürzer als die männliche Harnröhre mit 20–25 cm Länge. Kurz vor dem äußeren Harnröhrenausgang umschließt der äußere Schließmuskel, der willkürlich betätigt werden kann, als Teil des muskulären Beckenbodens die Harnröhre. Der Harnblasenmuskel

Abb. 1. Harntrakt des Menschen (männlich)

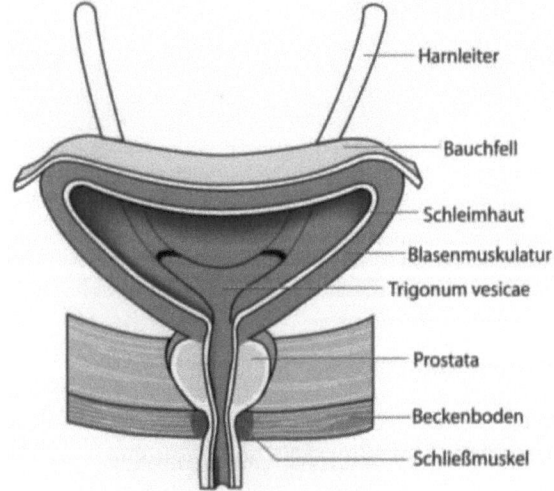

Abb. 2. Harntrakt des Menschen (weiblich)

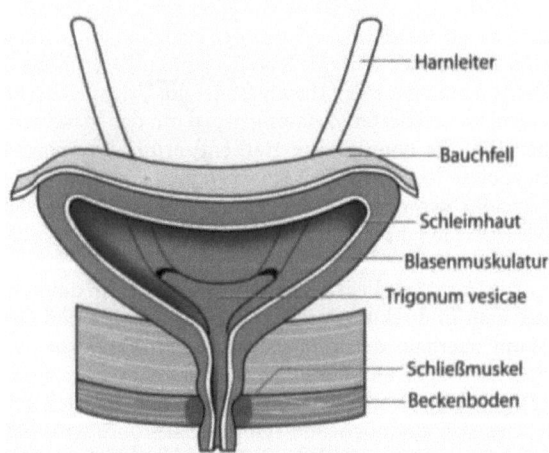

selbst wird als glatter Muskel von dem Teil des Nervensystems gesteuert, das nicht durch den menschlichen Willen beeinflusst werden kann (autonomes Nervensystem). Der äußere Blasenschließmuskel als Teil der Beckenbodenmuskulatur besteht aus quergestreiften Muskelfasern, die vom willkürlichen Nervensystem gesteuert werden. So kann auch bei einer vollen Blase das Wasserlassen für eine gewisse Zeit verhindert werden. Dabei kommen hemmende Einflüsse, die vom Gehirn über das Rückenmark auf das Zentrum der Blasennerven einwirken, neben der willkürlichen Kontraktion des äußeren Schließmuskels zur Wirkung.

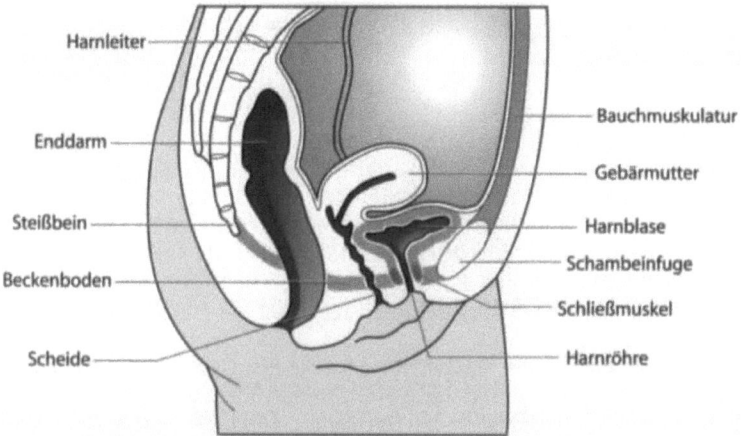

Abb. 3. Querschnitt durch die Beckenorgane der Frau

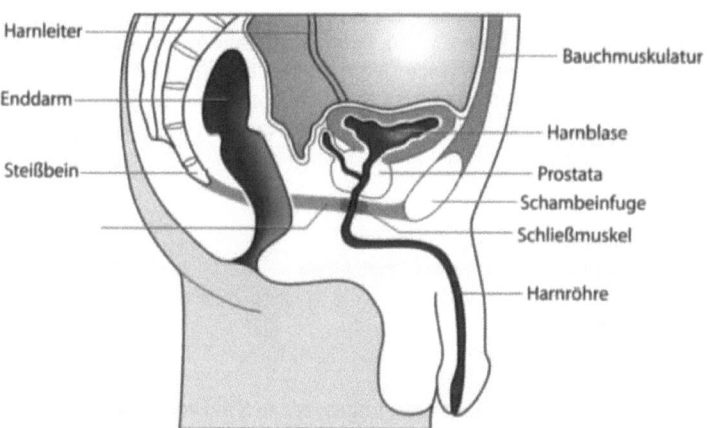

Abb. 4. Querschnitt durch die Beckenorgane des Mannes

1.2
Nieren und Harnleiter

Die wesentliche Funktion der Nieren ist es, den Salz- und Wasserhaushalt des menschlichen Körpers zu kontrollieren und den Säuregehalt des menschlichen Blutes konstant zu halten. Daneben werden bestimmte Abbauprodukte des Stoffwechsels dem menschlichen Blut entzogen, gleichzeitig aber wertvolle Bestandteile (Zucker, Eiweiß) konserviert. Eine weitere wichtige Aufgabe der Nieren ist die Produktion von Hormonen, die bei der Kreislaufregulation und der Blutbildung von Bedeutung sind. Eine Niere besteht aus etwa 1,2 Mrd. Filtrationseinheiten, sog. Nephronen. In ihnen wird das Blut filtriert, die Filtrationsflüssigkeit wird durch gewundene Kanälchen abgeleitet und im Rahmen dieser Leitungssysteme zum großen Teil zurück ins Blut transportiert. Der übrigbleibende Rest wird dann als Urin in das Sammelsystem der Niere (Nierenbeckenkelchsystem) ausgeschieden und von dort zur Harnblase geleitet.

Die Nieren werden über die Nierenarterie direkt von der Bauchschlagader (Aorta) mit sauerstoffreichem Blut versorgt, dabei beträgt die Nierendurchblutung insgesamt etwa 1,2 l/min. Die Filtrationsmenge der Nieren beträgt pro Tag bei einem ausgewachsenen Menschen etwa 180 l. Mehr als 99% dieser Filtrationsflüssigkeit werden in den Körper rückresorbiert, sodass schließlich ca. 1,5–2 l Urin von den Nieren ausgeschieden und über die Harnleiter zur Blase geleitet werden.

Die Harnleiter sind dünne Muskelschläuche, die den Urin von der Niere zur Blase transportieren. Dies kommt durch eine fortlaufende Kontraktion der ringförmig angeordneten Muskulatur des Harnleiters zustande, sodass ein Urintransport auch gegen die Schwerkraft (z. B. im Kopfstand) stattfinden kann. Die Einmündung der Harnleiter in die Blase hat im Normalfall eine Ventilfunktion: Urin, der einmal die Blase erreicht hat, kann nicht mehr zur Niere zurückfließen. Funktioniert dieses Ventil – entweder als angeborene Fehlbildung oder als Folge anderer Erkrankungen der Blase – nicht, kann es zu dauernden Entzündungen und Schädigungen der Nieren kommen (Reflux- bzw. „Rückfluss"-Krankheit, v. a. bei Kindern). Ist der Transport des Urins in einem Harnleiter (z. B. durch einen Harnleiterstein oder in seltenen Fällen durch einen Tumor) behindert, kann es zu den typischen krampfartigen Beschwerden einer „Kolik" kommen.

2
Die normale Funktion des unteren Harntraktes

2.1
Entwicklungen im Kindesalter

Die Entwicklung der Nieren beginnt beim ungeborenen Kind etwa in der 4. Woche nach Befruchtung. In der 6.–7. Woche erfolgt die Trennung von Darm- und Blasenanlage. Je nach Geschlecht kommt es zur gemeinsamen Ausbildung von männlichen oder weiblichen Geschlechtsorganen zusammen mit den Vorstufen von Blase und Harnröhre. Die Entwicklung der Harn- und Geschlechtsorgane ist in der 12.–20. Woche nach der Befruchtung abgeschlossen. Innerhalb des komplizierten Entwicklungsvorganges können eine Reihe von Störungen eintreten, die zu Fehlbildungen an den betroffenen Organen führen oder Blasenstörungen nach sich ziehen. In solchen Fällen muss dann nach der Geburt eine entsprechende Untersuchung durchgeführt und die notwendige Therapie geplant werden. Möglich sind harmlose Störungen ohne sofortige Operationsnotwendigkeit bis hin zu ausgedehnten Fehlbildungen, die ein Leben lang behandelt werden müssen. Der größte Teil der Störungen kann schon im Mutterleib durch Ultraschall erkannt und so frühzeitig einer Behandlung in einem auf solche Störungen spezialisierten Zentrum zugeführt werden.

Die Blasenentleerung des Neugeborenen und Kleinkindes geschieht unbewusst und sozusagen automatisch: Im ersten Lebensmonat werden bis zu 20-mal am Tag Mengen von 15–20 ml ausgeschieden. Die Füllmenge der Blase steigert sich langsam: im Alter von 1 Jahr fasst die Blase des Kindes 50 ml, nach 2 Jahren 75–80 ml. Zusammen mit der Reifung der Blase kommt es auch zur Ausreifung der Blasennerven und einer abnehmenden Urinmenge während der Nachtstunden. Durch eine tageszeitabhängige Hormonausschüttung der Hirnanhangsdrüse können die Nieren nachts Urin mit höherem Salzgehalt in geringerer Menge (Kennzeichen: stärkere Färbung) herstellen, sodass die Kinder etwa ab dem 4. Lebensjahr in der Lage sein sollten, nachts ohne Blasenentleerung durchzuschlafen. Dabei ist auch die Reifung der „Blasennerven" von großer Bedeutung. Der Vorgang der Blasenfüllung und -entleerung ist ein kompliziertes Zusammenspiel aus Blasenhohlmuskel, Blasenschließmuskel, den beteiligten Nervenbahnen zum Rückenmark und zum Gehirn. Bei Kindern beobachtet man häufig eine Verzögerung der Ausreifung der beteiligten Systeme, ohne das dies eine Krankheitsbedeutung hätte. Es ist unerlässlich für den Arzt, die meist aufgeregten Eltern zu beruhigen und durch einfache Untersuchungen zu klären, ob etwas anderes als eine einfache Reifungsverzögerung vorliegt.

Im Alter von 5 Jahren sollte die Blasenfunktion ausgereift und ein Kind tags und nachts trocken sein. Führt man aber Reihenuntersuchungen an gesunden Schulkindern durch, so finden sich bei der Einschulung immer noch 10–12% nachts einnässende Kinder. Nur wenige dieser Kinder haben eine nachweisbare Störung der Nieren- und Blasenfunktion, sie können außerdem sehr effektiv behandelt werden. Die Rate an nachts einnässenden Kindern geht dann mit zunehmendem Alter zurück, sodass mit 18 Jahren weniger als 1% noch dieses Problem aufweisen. Besonders bei Schulausflügen oder Übernachtungen bei Freunden am Wochenende kann das nächtliche Einnässen aber zum unüberwindlichen Problem werden. Auch hier sollte dann gezielt medikamentös eingegriffen werden, wenn ein rein nächtliches Einnässen vorliegt (s. auch Kap. Behandlung).

Neben den Kindern mit rein nächtlichem Einnässen gibt es solche, die auch tagsüber noch ein Problem haben. Auch dies ist nicht eine Krankheit im eigentlichen Sinn, sondern wohl ebenso eine Reifungsverzögerung. Diese Kinder leiden unter einer überaktiven Blase, die später im Erwachsenenalter wieder auftreten kann. Der Blasenmuskel zieht sich hier plötzlich und schon bei geringer Füllmenge unter starkem Harndranggefühl zusammen, ohne das der Harndrang kontrollierbar wäre. Viele Kinder, v. a. Mädchen, versuchen, durch sog. „Haltemanöver" den drohenden Harnverlust zu vermeiden. Auch die überaktive Blase im Kindesalter kann mit verschiedenen Medikamenten effektiv behandelt werden. Oft führen die „Haltemanöver" dazu, dass die Muskeln des Beckenbodens und der Blasenschließmuskel auch beim Wasserlassen zu Hause nicht mehr entspannt werden können. In diesem Fall muss dann durch ein gezieltes Trainingsprogramm ein entspanntes Wasserlassen wieder erlernt werden.

2.1
Veränderungen im Erwachsenenalter

Die altersbedingten Veränderungen der Blasenfunktion sind vielschichtig und von einer Reihe von Faktoren und Entwicklungen abhängig. So kann eine Frau, die mehrere Entbindungen auf normalem Weg hinter sich hat, durchaus vollständig harnkontinent sein, meist tritt aber durch die Dehnung der Beckenmuskeln und Organe während des Geburtsvorganges eine Lageveränderung von Blase, Scheide und Harnröhre ein. Dies kann dazu führen, dass bei körperlicher Belastung, z. B. beim Heben von Lasten oder beim Husten und Lachen der Blasenschließmuskel zu schwach ist oder in falscher Position arbeitet. Es kommt zu Urinverlust, oft nur tropfenweise, manchmal aber auch im Schwall.

Wenn man diese Patientinnen dann untersucht, findet man neben dem geschwächten Schließmuskel einen sog. „überaktiven" Blasenmuskel, der sich häufiger und früher zusammenzieht als früher. Somit tritt neben dem Harnverlust bei körperlicher Belastung auch noch starker und ständiger Harndrang auf, auch kurz nach dem Gang zur Toilette. Bei mehr als 30% der Frauen mit Harnverlust findet man diese kombinierte Störung.

Auch Männer unterliegen einer Veränderung des Wasserlassens mit zunehmendem Alter. Hier ist nach heutigem Wissensstand die mit dem Alter größer werdende Prostata die Hauptursache:

Da die Prostata die Harnröhre umschließt, führt ihre Größenzunahme zu einer Einengung derselben. Dies bewirkt mit der Zeit, dass der Blasenmuskel einen immer größeren Widerstand überwinden muss, um den Urin an der Engstelle vorbei zu pressen. Sichtbar wird dies durch einen abnehmenden Harnstrahl, einen verzögerten Beginn des Wasserlassens, eine längere Dauer und Nachtröpfeln. Daneben beschreiben fast alle Patienten, dass sie tagsüber häufiger zur Toilette gehen und nachts mindestens einmal zum Entleeren der Blase aufstehen. Im ersten Stadium dieser altersbedingen Veränderung findet man lediglich eine „Blasenüberaktivität" ohne Druckerhöhung. Später wird die Prostatadrüse größer und fester. So kommt es zu Veränderungen am Blasenmuskel, da verursacht wird, das Hindernis durch vermehrten Druck (Kontraktion des Blasenmuskels) zu überwinden.

Bei Fortschreiten der Entwicklung kann sich die Blase nicht mehr richtig entleeren, sodass Urin in der Blase zurückbleibt, sog. „Restharn". Da die Blase so schneller voll ist, tritt auch deutlich schneller wieder der Drang auf, die Blase zu entleeren. Darüber hinaus können sich im Restharn Bakterien ansiedeln, die durch Entzündungen der Blase, der Nieren und der Nebenhoden schwerwiegende Probleme verursachen können.

Im Spätstadium der Prostatavergrößerung kann sich die Blase überhaupt nicht mehr entleeren. Verlief die Entwicklung langsam, hat der Patient keine Schmerzen, sondern bemerkt nur häufigen ungewollten Harnabgang. Häufig bemerken ältere Patienten, insbesondere, wenn sie noch an anderen Krankheiten leiden, das Ausbleiben des normalen Wasserlassens nicht. Nicht selten werden sie von Verwandten oder Pflegepersonen zum Arzt gebracht.

Die Ultraschalluntersuchung beim Arzt zeigt dann meist eine völlig überdehnte Blase und oft eine Harnstauung bis in die Nieren hinein. Man spricht in dieser

Situation von „Überlaufblase". Als anschaulicher Vergleich dient eine bis zum Rand gefüllte Regentonne. Jeder Regentropfen, der zusätzlich hineinfließt, läuft über den Rand, ohne dass die Tonne leerer wird. Bei älteren Patienten findet man nicht selten Blasenfüllungen von mehr als 1 l (normal sind 350–400 ml). Unbehandelt führt diese altersbedingte Veränderung durch Entzündungen der Nieren und dauernden Harnstau schließlich zum Tode.

Auch andere altersbedingte Veränderungen und Erkrankungen haben Auswirkungen auf die Funktion der Blase. Patienten mit Zuckerkrankheit (Diabetes) leiden – oft unerkannt – an einer Störung der Nervenversorgung. Betroffen sind nicht nur Arme und Beine, sondern auch innere Organe wie die Blase. Zuckerkrankheit verschlechtert die Blasenentleerung, sodass auch hier Restharn gebildet wird.

Patienten mit z. T. altersbedingten Hirnleistungsstörungen leiden oft unter einer „überaktiven Blase". Sie beschreiben das plötzliche Auftreten von starkem Drang, so stark, dass der Weg zur Toilette nicht mehr geschafft wird und der Urin in die Wäsche abläuft. Ursachen sind neben Infektionen und Störungen der Hirnfunktion natürlich auch die allgemeine Gebrechlichkeit des Körpers. Die Betroffenen können nur noch langsam gehen und sind deshalb nicht in der Lage, bei starkem und plötzlichem Harndrang die Toilette rechtzeitig zu erreichen. Die hier beschriebene Situation der „überaktiven Blase" im Alter kann ebenfalls effektiv durch Medikamente behandelt werden. Leider werden heute immer noch viel zu viele Betroffene- v. a. in Heimen – mit einem Dauerkatheter anstatt mit den richtigen Behandlungsmethoden und Medikamenten versorgt. Hier bemühen sich die urologische Forschung und die Altersforschung um ein Umdenken auch in der Ärzteschaft.

TEIL B

Welche Störungen gibt es?   B

1
Blasenstörungen bei Kindern

1.1
Störungen der Blasenentleerung

Kinder weisen nur selten eine Fehlbildung im Harntrakt auf, die zu einer Störung der Blasenentleerung führt. Schwere Fälle werden meist im Mutterleib durch Ultraschall entdeckt und müssen sofort nach der Geburt behandelt werden. Bei Mädchen gibt es – ebenfalls selten – eine angeborene Enge des Harnröhrenausganges. Diese wird durch eine Messung der Harnröhrenweite in Narkose nachgewiesen und dann auch gleich behandelt. Ein kleiner Schnitt genügt. Auffällig werden die Kinder v. a. durch wiederkehrende Entzündungen der Blase und unvollständige Entleerung.

Häufiger findet man eine unvollständige Blasenentleerung bei fehlender Entspannung des Schließmuskels beim Wasserlassen (s. Abb. 5).

Liegt bei einem Kind eine schwerwiegende Fehlbildung des Rückenmarks vor (sog. Spina bifida oder offener Rücken), kann die Entleerung der Blase ebenfalls gestört sein. Diese Situation ist besonders gefährlich, da sie oft nicht erkannt wird. Die Blase scheidet zwar Urin aus, aber zu geringe Mengen bei zu hohem Druck in der Blase. Alle Kinder mit einer Nervenstörung der Blase – egal welchen Schweregrades – gehören in die lebenslange Betreuung eines entsprechenden Zentrums, damit Nierenschäden sicher vermieden werden.

1.2
Einnässen in der Nacht

Das rein nächtliche Einnässen muss bei Kindern heute in vielen Fällen nicht als Zeichen einer Krankheit, sondern als Entwicklungsverzögerung eingestuft werden. Wichtig ist, dass es sich bei diesen Kindern um gesunde Kinder ohne Entzündungserkrankungen im Harntrakt handelt. Die Kinder sind tagsüber normal trocken geworden. Am Tag finden sich keine Auffälligkeiten beim Wasserlassen, nur nachts wird regelmäßig eingenässt. Dabei schlafen die Kinder sehr fest und können auch durch „auf die Toilette setzen" kaum geweckt werden. Das Einnäs-

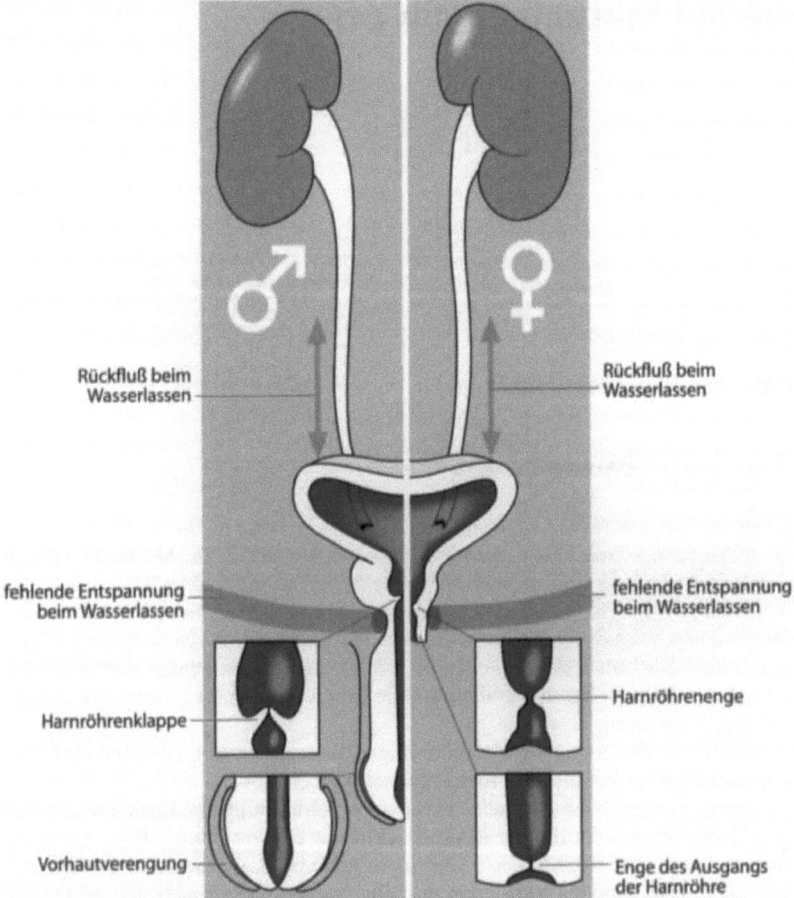

Abb. 5. Mögliche Ursachen für wiederholte Harnwegsinfekte bei Kindern

sen umfasst große Portionen, d. h. die Blase wird vollständig entleert. Auch durch das nasse Bett werden die Kinder oft nicht wach.

Die Grunduntersuchung bei dieser Störung sollte neben der Urinkontrolle und der körperlichen Untersuchung eine Ultraschalluntersuchung des Harntraktes mit „Restharnmessung", also der Kontrolle, ob die Blase wirklich leer ist, mit einbeziehen. Beim Urologen kann auch die Stärke das Harnstrahls (Uroflow-Untersuchung) gemessen werden.

Eine weitergehende Untersuchung der Blasenfunktion ist erst nach vollendetem 5. Lebensjahr sinnvoll. Oft liegt lediglich eine Reifungsverzögerung der Steuerung des Harntraktes zugrunde. Bei vielen Kindern findet man bei entsprechenden Untersuchungen eine Störung im Bereich der Hirnanhangsdrüse. Sie produziert ein Hormon, das die nächtliche Urinproduktion gering hält (Abb. 6). Das

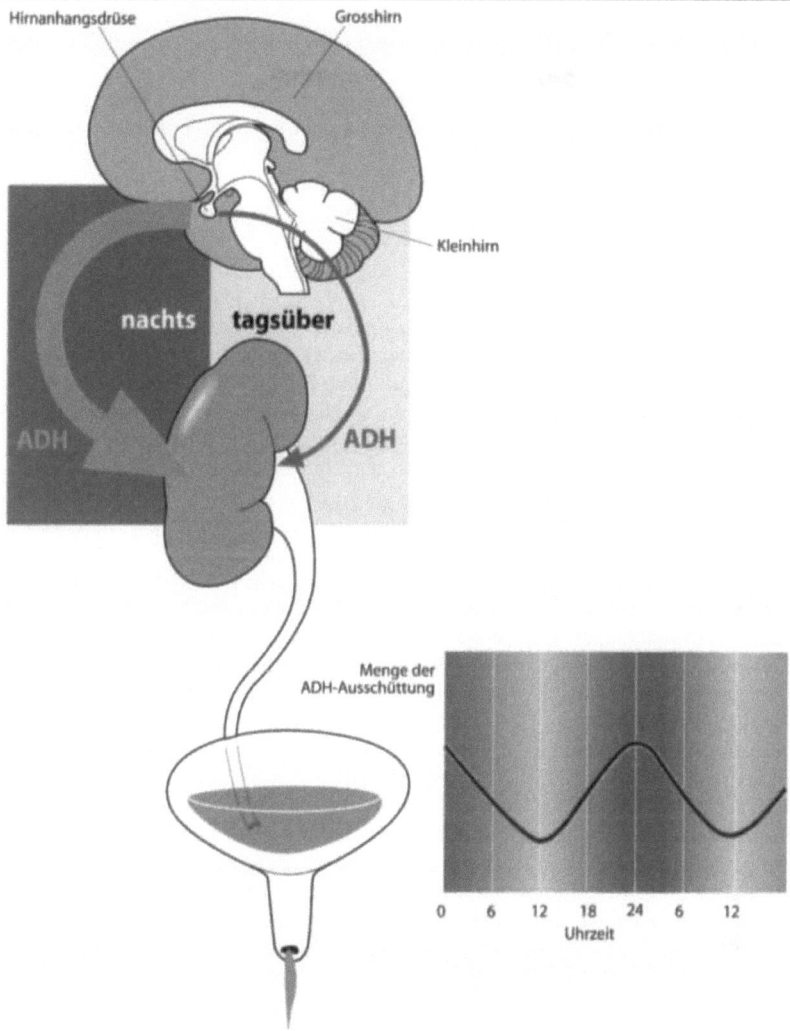

Abb. 6. Hormonproduktion der Hirnanhangsdrüse: Das Hormon ADH wird bei Gesunden nachts vermehrt ausgeschieden, was zur Verringerung der Urinproduktion zur Nachtzeit führt.

entsprechende Hormon (ADH = antidiuretisches Hormon) wird nachts ungenügend produziert und so kommt es zu einer für die Nacht zu großen Urinmenge, die dann – verbunden mit der Schlaftiefe – zum Einnässen führt.

Diese störende, aber nicht bedrohliche Situation kann vom Arzt von anderen Krankheiten unterschieden werden. Bei manchen Kindern wird auch vor dem 5. Lebensjahr eine umfassende Untersuchung und Behandlung notwendig. Wenn Kinder nicht nur lange oder wieder erneut einnässen, sondern auch andere

Symptome wie Fieber, Müdigkeit oder Abgeschlagenheit zeigen, sollte der Arzt sofort aufgesucht werden.

Bei den meisten kleinen Patienten kann dann eine nebenwirkungsarme medikamentöse Behandlung das Problem Einnässen bei Nacht beseitigen (s. Kap. Behandlung).

1.3
Einnässen am Tag, instabile Blase

Der wesentliche Unterschied zu der o.g. Form sind Auffälligkeiten am Tag. Gleichzeitig beschreiben die Eltern dieser Kinder ein mehr oder weniger regelmäßiges nächtliches Einnässen. Oft schaffen die Kinder es noch nicht, ihre überaktive Blase schon perfekt zu beherrschen, sodass es zum unwillkürlichen Harnverlust kommt. Bei genauer Beobachtung der Kinder fällt auf, dass sie entweder sehr häufig zur Toilette laufen oder auch tagsüber einnässen, obwohl sie eigentlich schon trocken geworden sind.

Untersuchungsreihen zeigen bei den meisten dieser Kinder eine überaktive oder instabile Blase als Ursache des Problems. Der Blasenmuskel zeigt noch oder wieder die Reaktionsweise der frühen Kindheit. Er zieht sich schon bei kleineren Füllmengen zusammen und versucht, den Urin zu entleeren. Dabei verspürt das Kind einen plötzlichen starken Harndrang, den es kaum beherrschen kann. Die Kontrolle des Harndrangs und der Blasenfunktion ist noch nicht ausgereift oder z.B. durch eine Infektion wieder aufgehoben. Typische Manöver zur Beherrschung dieses plötzlichen Harndranges sind sog. „Haltemanöver", mit denen das betroffene Kind versucht, unwillkürlichen Harndrang zu vermeiden (s. auch Kap. Haltemanöver und Abb. 7).

Gleichzeitig wird bei ca. 30% der Betroffenen eine fehlende Entspannung des Schließmuskels beim Wasserlassen festgestellt. Man muss sich das so vorstellen: Nahezu den ganzen Tag müssen die Kinder durch „Kneifen" versuchen, die ständig aktive Blase zu beherrschen und Harnverlust zu vermeiden. Wenn sie dann auf die Toilette gehen, können sie die vorher angespannten Muskeln nicht mehr locker lassen. Die Blase muss also *gegen* den Schließmuskel arbeiten. So kommt es zu einem schlechten Harnstahl oder zur Entleerung in kleinen Einzelportionen („Harnstottern"). Auch eine unvollständige Entleerung kann resultieren (Restharn).

Immer, wenn die Blase nicht richtig leer wird, können Infektionen die Folge sein. Bakterien, die sich in der Nähe (am After) befinden, fühlen sich in „stehenden Gewässern", also einer Urinmenge, die nicht entleert wird, sehr wohl. So begünstigt diese Situation auch die Entstehung von Blasenentzündungen bei den Kindern.

Allen Mädchen sollte vom Vater oder der Mutter die richtige Methode beim „Popo-Abputzen" gezeigt werden. Schon allein dies vermeidet viele Schmierinfektionen. Falsch ist es, wenn Mädchen zwischen den Beinen durchfassen und mit dem Toilettenpapier Kotreste nach vorne über die Harnröhrenregion abwischen. Besser und richtig ist es, von der Harnröhre aus nach hinten zu wischen. So bleibt die Harnröhre weitgehend frei von Darmbakterien.

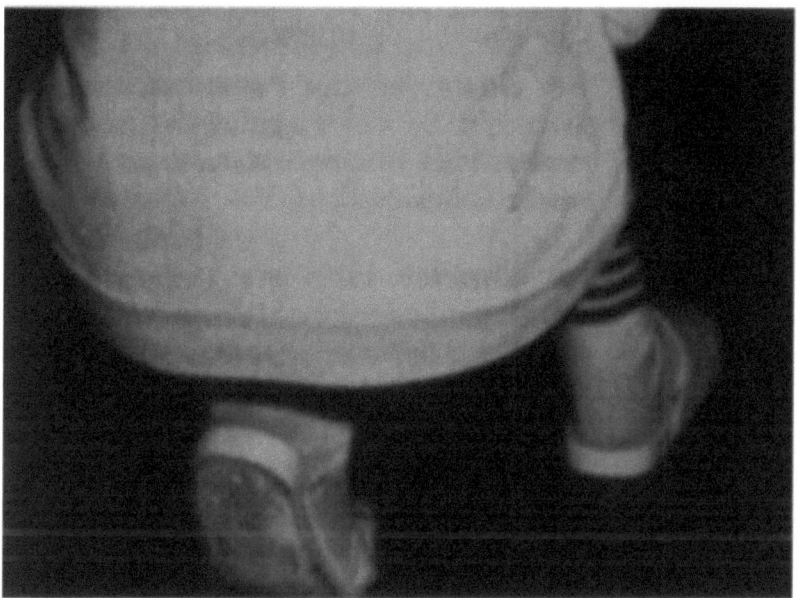

Abb. 7. Kind im sog. „Fersensitz", einem typischen Haltemanöver bei instabiler Blase

1.4
Harnwegsinfekte und Einnässen

Bei diesen Kindern ist das Beschwerdebild nochmals auffälliger: Neben den o. g. Symptomen nachts und am Tag wird häufig über starkes Brennen beim Wasserlassen geklagt. Tritt im Zusammenhang mit den Beschwerden Fieber auf oder sind die Kinder matt und abgeschlagen, ist dies als Alarmzeichen zu werten. In solchen Situationen sollten die Kinder umgehend in ärztliche Behandlung gebracht werden. Es können verschiedene Ursachen zugrunde liegen: Neben der Situation mit fehlender Entspannung beim Wasserlassen und möglicherweise unvollständiger Blasenentleerung können auch bisher nicht erkannte Fehlbildungen im Harntrakt vorliegen. Hier sind v. a. der Urinrückfluss zur Niere und Verengungen der Harnröhre bzw. des Harnröhrenausgangs denkbar (Abb. 5). Diese Situation mit wiederkehrenden Blasenentzündungen und Einnässen tritt bei Mädchen häufiger als bei Jungen auf. Die in solchen Fällen notwendigen und sinnvollen Untersuchungen sind im Kap. Untersuchungsmethoden im Kindesalter beschrieben.

1.5
Haltemanöver

Auch bei Kindern und sogar Jugendlichen sind solche Verhaltensmuster anzutreffen: Die Kinder geben an, sie wollten beim Spielen nicht gestört werden und hätten deshalb nicht beim Auftreten von Harndrang die Toilette aufgesucht. Zu beobachten sind hier sog. „Haltemanöver". Typisch sind übereinander geschlagene Beine im Stand, der Fersen- oder der plötzliche Hocksitz (Abb. 7). Sehr selten führt im Kindesalter eine bis dahin nicht entdeckte Nervenstörung der Harnblase, die – ausgehend vom Rückenmarkskanal – zu einer Unterversorgung des Blasenmuskels mit Nervenimpulsen führt, zu einer solchen Blasenmuskelschwäche.

1.6
Angeborene Fehlbildungen der Harn- und Geschlechtsorgane

1.6.1
Phimose

Die Verengung der männlichen Vorhaut (Phimose) ist eine angeborene oder durch Verklebung ausgelöste Störung. Die Vorhaut kann nicht über die Eichel bis zur Kranzfurche zurückgesteift werden. Die Verengung bedingt einen Verhalt von Sekret unter der Vorhaut und kann so zu Entzündungen von Vorhaut und Eichel oder aufsteigenden Entzündungen der Blase und Harnwege führen. Darüber hinaus kann die Verengung so hochgradig sein, dass der Harn nicht richtig abfließen kann. Die Vorhaut bläht sich dann beim Wasserlassen wie ein Ballon auf.

Bei der Geburt ist die Vorhaut immer mit der Eichel verbunden und kann nicht zurückgezogen werden. Sie löst sich später von selbst. Die Vorhaut ist bei 80% der Kinder nach 6 Monaten, bei 50% nach 1 Jahr und bei 20% nach 3 Jahren noch nicht zurückzuziehen.

1.6.2
Andauerndes Harnträufeln

Fällt bei Mädchen ein dauerndes Harnträufeln auf oder liegt eine länger erfolglos behandelte Inkontinenz und gleichzeitig eine normale Blasenentleerung vor, muss an eine seltene Fehlbildung des Harntraktes gedacht werden: Einer der Harnleiter mündet nicht in die Blase, sondern entleert den Urin entweder in die Scheide, in die Harnröhre oder direkt über die Haut in der Nähe von Harnröhre und Scheide (Dammregion). Diese Fehlbildung führt nur bei Mädchen zu dauerndem Harnträufeln. Dabei ist der falsch mündende Harnleiter oft mit einem schlechten Nierenanteil verbunden, sodass die ausgeschiedene Urinmenge sehr gering sein kann. Das betroffene Mädchen geht also normal zur Toilette und hat daneben feuchte Flecken in der Wäsche. Die älteste Patientin, bei der in unserer Klinik eine solche Fehlmündung gefunden wurde, war 26 Jahre alt. Solange war die angeborene Fehlbildung nicht entdeckt worden, obwohl das Kind vielen Ärzten vorgestellt worden war.

Die falsch mündende Harnleiteröffnung ist auch für Fachleute nicht leicht zu finden, deshalb müssen bei entsprechendem Verdacht einige Untersuchungen durchgeführt werden. Die Behandlung dieser seltenen Fehlbildung ist immer eine operative Korrektur.

1.7
Fehlbildungen mit Auswirkungen auf den Harntrakt

Wie bereits oben geschildert, kommen verschiedene Erkrankungen des Nervensystems sowie Verletzungs- und Operationsfolgen neben den angeborenen Fehlbildungen des Rückenmarks (Spaltrücken) als Ursache einer nervenbedingten Inkontinenz infrage.

Angeborene Fehlbildungen werden meist direkt nach der Geburt oder durch Ultraschall schon im Mutterleib festgestellt (Spaltrückenbildung, Fehlbildungen der Nieren).

Nur selten sind diese Fehlbildungen versteckt vorhanden (z. B Spina bifida occulta, „tethered cord syndrome") und fallen dann erst im späteren Lebensalter durch Symptome wie Veränderungen der Beweglichkeit der Beine mit zunehmendem Längenwachstum des Körpers, Veränderungen der Art und Häufigkeit des Wasserlassens oder eine neu auftretende Harninkontinenz auf.

Nach Verletzungen (Arbeits-, Sport- oder Verkehrsunfall) der Wirbelsäule liegt der Zusammenhang mit einer anschließenden Nervenstörungen auf der Hand. Die Verletzung der in der Wirbelsäule liegenden Nervenfasern durch Knochensplitter oder direkte Zerreissung führt dazu, dass die Nervenverbindung zwischen dem Gehirn als Steuerungszentrale und den einzelnen Organen und Skelettmuskeln als Befehlsempfänger ganz oder teilweise unterbrochen ist. Hierbei unterscheidet man grundsätzlich 2 Formen:

- Die „Befehlsempfänger" haben eigene Steuerzentren und entwickeln nun unkontrollierte Aktivitäten („spastische Lähmung").
- Die Verbindung zu diesen meist auch im Rückenmark liegenden Steuerzentren ist ebenfalls unterbrochen; es liegen keinerlei Aktivitäten der betroffenen Muskeln mehr vor („schlaffe Lähmung").

Diese sog. „Querschnittlähmung" ist eine gefürchtete Verletzung, die die o. g. Lähmungen nach sich zieht. Die Versorgung der Patienten besteht zunächst in der Operation oder Ruhigstellung der Knochenbrüche der Wirbelsäule und der Behandlung der Nervenverletzungen. Die endgültigen Lähmungstypen bilden sich mit zeitlicher Verzögerung aus (bis zu 1/2 Jahr). Dabei ist es für die Versorgung einer bei dieser Verletzung immer auftretenden Blasenlähmung wichtig, aus der Höhe der Verletzung an der Wirbelsäule auf die zu erwartende Art der Blasenlähmung zu schließen und dies dann direkt entsprechend therapeutisch zu beeinflussen.

Bei entzündlichen oder Tumorerkrankungen an der Wirbelsäule kann der Zusammenhang zu einer anschließend auftretenden Inkontinenz unklar sein. Wichtig ist es, an diese Möglichkeit zu denken und die Patienten entsprechend zu untersuchen. Stellt sich ein Zusammenhang zu der Wirbelsäulenerkrankung dar, werden die Blasenstörungen anders behandelt. In jedem Fall sollte bei Verdacht auf eine nervenbedingte Blasenstörung mit unwillkürlichem Harnverlust eine große Blasenfunktionsuntersuchung durchgeführt werden (urodynamische Untersuchung).

Nach dem Ergebnis dieser Untersuchung teilt man die nervenbedingten (neurogenen) Blasenstörungen grob in vier Formen ein (Abb. 8). In Abhängigkeit von der Art der Blasenstörung, dem zugrunde liegenden Erkrankungsbild und der Gesamtsituation des Patienten wird dann die Therapieform gewählt. Hierbei ist zunächst der Schutz der Nieren vor Infektions- und Druckschäden und erst danach die Kontinenz der Harnblase von Bedeutung.

2
Blasenstörungen bei Erwachsenen

2.1
Störungen der Blasenentleerung

2.1.1
Mechanische Behinderung der Blasenentleerung

Diese Form der Blasenentleerungsstörung ist durch ein Hindernis verursacht, das innerhalb oder unterhalb der Blase den Urinfluss behindert. Dabei handelt es sich beim Mann am häufigsten um eine mit zunehmendem Alter gutartig vergrößerte Vorsteherdrüse, die die Harnröhre zusammendrückt und so die vollständige Blasenentleerung verhindert. Seltener sind narbige Verengungen der Harnröhre nach Verletzungen, Operationen oder Geschlechtskrankheiten. Sehr selten findet man Harnröhrensteine oder Fremdkörper als Ursache. Bei Frauen können angeborene oder erworbene narbige Verengungen des Harnröhrenausganges zur gleichen Situation führen.

Diese Art der Blasenentleerungsstörung führt nur selten und erst spät zum Symptom des unwillkürlichen Urinverlustes. Häufig bemerkt der Patient zunächst einen schwächer werdenden Harnstrahl, häufigeres Wasserlassen, nächtliches Wasserlassen und im Extremfall einen vollständigen Harnverhalt. Bei weiterem

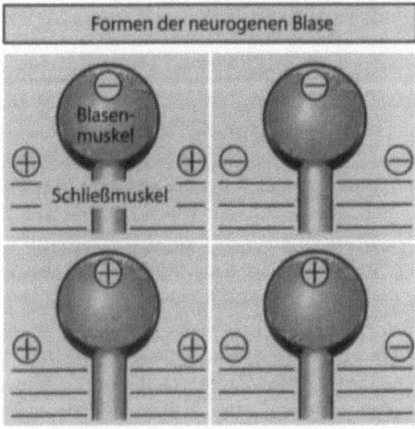

Abb. 8. Formen der neurogenen Blase. + Unkontrollierte Muskelkontraktionen (=spastische Lähmung), – keine Muskelkontraktionen (=schlaffe Lähmung)

Fortschreiten der Erkrankung kann es dann zur sog. „Überlaufharninkontinenz" kommen. Dabei ist die Blase bis zum maximalen Fassungsvermögen gefüllt und kann nicht entleert werden. Es wird jeweils unkontrolliert die zusätzlich von den Nieren produzierte Flüssigkeitsmenge über die Harnröhre ausgeschieden (Prinzip der vollen Regentonne). Betroffen von dieser Form des unwillkürlichen Harnverlustes sind vor allem ältere Männer. Hinweisend ist die typische Vorgeschichte: Vor Eintreten des unwillkürlichen Harnverlustes (typischerweise tröpfchenweise und andauernd) werden die o. g. Veränderungen der Blasenentleerung beschrieben: Abschwächung des Harnstrahles, gehäuftes Wasserlassen bei Tag und Nacht sowie evtl. kurzzeitig völliges Versiegen der aktiven Blasenentleerung.

2.1.2
Blasenmuskelschwäche

Unter diesem Begriff versteht man gewöhnlich eine sog. „schwache Blase", d. h. eine Summe von Blasenstörungen, die von der Reizblase bis zur Belastungsharninkontinenz reichen kann. Im medizinischen Sinne ist aber die Schwäche oder Unfähigkeit des Blasenmuskels, sich bei entsprechender Füllung mit Urin aktiv zusammenzuziehen, gemeint.

Auch ohne Hindernis im Bereich des Blasenausganges oder der Harnröhre und bei normaler Funktion des Schließmuskelapparates schafft der geschwächte Blasenmuskel es nicht, die in der Blase vorhandene Urinmenge auszutreiben, es kommt also zur unvollständigen Blasenentleerung und damit zur Restharnbildung. Dies hat zur Folge, dass eine vollständige Füllung der Harnblase schneller wieder erreicht ist als bei kompletter Entleerung der Blase, d. h. die zeitlichen Abstände zwischen den einzelnen Blasenentleerungen werden kürzer. Gleichzeitig fällt eine Abnahme des Harnstrahls und der ausgeschiedenen Urinmenge pro Toilettengang auf. Bemerkt der Patient diese Sörung selbst, so wird meistens die Bauchmuskulatur zur Unterstützung des Blasenmuskels eingesetzt: Kräftiges Anspannen der Bauchmuskeln bei gleichzeitigem Luftanhalten und Pressen (wie bei einer Verstopfung) führen dazu, dass sich der Druck im Inneren des Bauchraumes erhöht und sich dieser erhöhte Druck auf die Harnblase überträgt und so zur vollständigen Blasenentleerung beiträgt. Dabei wird der Harnstrahl immer dann verstärkt, wenn die „Bauchpresse" eingesetzt wird. Ursache einer solchen Blasenmuskelschwäche können neben seltenen Erkrankungen des Nervensystems vor allem chronische Überdehnungen des Blasenmuskels bei Abflusshindernissen (s. o.) oder bei unregelmäßigem Toilettengang sein. Auch altersbedingte Störungen der Nervenfunktion können über eine verminderte Wahrnehmung der Blasenfüllung zu dieser Situation führen. Nicht selten findet man eine Abschwächung des Blasenmuskels als Nebenwirkung von Medikamenten, die z. B. zur Behandlung der Altersschüttellähmung (Parkinson-Krankheit) eingesetzt werden.

Ursachen für eine Schwäche des Blasenmuskels bei der Frau sind neben Störungen der Nervenversorgung der Harnblase durch Operationen im kleinen Becken (z. B. Gebärmutterentfernung) v. a. verhaltensbedingte Überdehnungen des Blasenmuskels: So kann z. B. eine Verkäuferin beim Auftreten von Harndrang ihren Arbeitsplatz nicht sofort verlassen und eine Toilette aufsuchen, sie versucht also durch aktives Kneifen mit Schließmuskel und Beckenboden den Harndrang zu beherrschen, der nach einiger Zeit tatsächlich zunächst wieder verschwindet. Die Blase wird aber dann durch die weiterhin produzierte Urinmenge über das Normalmaß hinaus gefüllt und so überdehnt. Wird die Blase dann zu einem späteren Zeitpunkt entleert, so hat der gedehnte Blasenmuskel oftmals nicht mehr die Kraft zu einer vollständigen Entleerung, sodass es zur Restharnbildung kommt. Wird dieses Verhalten dauerhaft und über Jahre ausgeübt, kann es zu einer Blasenmuskelschwäche kommen, die auch durch gezielte Therapien nicht mehr vollständig zu beseitigen ist.

2.1.3
Schrumpfung des Blasenmuskels

Die Schrumpfung des Blasenmuskels führt – unabhängig von der zugrunde liegenden Ursache – zu einer Verrringerung der Füllungsmenge und damit zu häufigerem Wasserlassen. Im Endstadium der Erkrankung kann ein dauernder Harndrang und ein viertel- bis halbstündliches schmerzhaftes Wasserlassen resultieren.

Ursachen für diese Situation sind hauptsächlich dauerhafte oder immer wiederkehrende Entzündungen der Blase oder eine Bestrahlungsbehandlung des Beckens wegen einer Tumorerkrankung, bei Frauen häufig Tumoren der Gebärmutter, beim Mann Tumoren der Prostata oder des Enddarmes (s. auch Dranginkontinenz).

Eine weitere Erkrankung, die die oben erwähnten Beschwerden auslöst, ist eine Entzündungsform der Blase, die alle Wandschichten der Harnblase ergreift und von einer bakteriellen Infektion unabhängig ist. Welche Mechanismen hier eine Rolle spielen, ist bis heute nicht vollständig geklärt. Diese Erkrankung, die „interstitielle Zystitis" genannt wird, ist nur schwer zu behandeln und gehört in die Hand eines erfahrenen Urologen.

2.2
Harnverlust bei körperlicher Anstrengung (Stressinkontinenz)

Die häufigste Ursache der Harninkontinenz bei Frauen ist die erworbene Schwäche des Blasenschließmuskels. Der Blasenschließmuskel stellt einen Teil der Beckenbodenmuskulatur dar und entscheidend für seine Funktion ist das ungestörte Zusammenwirken mit dem Blasenmuskel. Dazu ist außerdem die richtige Lage der Blase, des Blasenhalses und des Blasenschließmuskels im Becken notwendig.

Durch Geburten, Operationen oder Verletzungen im Becken kann es zu vorübergehenden oder dauerhaften Schädigungen des Blasen- und auch des Afterschließmuskels sowie der sie versorgenden Nervenbahnen kommen. Bei den Patientinnen, die nach einer Entbindung dauerhaft über unwillkürlichen Urinabgang klagen, kann eine Lageveränderung der Blase im Becken oder eine Dehnung der Beckenmuskulatur vorhanden sein, sodass der Schließmuskel nicht mehr effektiv arbeitet. Typischerweise tritt dann Urinverlust beim Husten, Niesen, Pressen und Heben von schweren Lasten auf.

Die isolierte Schließmuskelschwäche beim männlichen Patienten ist sehr selten und in der Regel Folge eines operativen Eingriffes (z. B. Entfernung von Prostatagewebe durch die Harnröhre). Unabhängig von Verletzungen durch ärztliche

Eingriffe oder äußere Einwirkungen (Verkehrsunfall oder ähnliches) kommt eine isolierte Schließmuskelschwäche beim Mann praktisch nicht vor.

Die „Stressinkontinenz" ist die mit Abstand am häufigsten vorkommende Form des unwillkürlichen Urinverlustes. Bei weiblichen Patienten fallen 60-75% aller Fälle von Harninkontinenz auf diese Form. Die Harnstressinkontinenz ist bedingt durch die Unfähigkeit des äußeren Schließmuskel der Harnblase, unter bestimmten Bedingungen den Urin in der Blase zurückzuhalten. Das typische Beschwerdebild ist durch Urinabgang ohne Harndrang in Situationen körperlicher Belastung gekennzeichnet. Unabhängig vom unwillkürlichen Urinabgang kommt es auch zu normalen Blasenentleerungen. Man unterscheidet 3 Ausprägungsgrade von Harnstressinkontinenz:

1. *leichte Form* (Grad 1): tropfenweiser Urinverlust bei starker körperlicher Anstrengung, z. B. Hochheben schwerer Gegenstände.
2. *mittelgradige Form* (Grad 2): deutlicher Urinverlust bei starker körperlicher Anstrengung, z. B. Heben von schweren Lasten, starkes Husten oder Niesen; geringer Urinverlust bei geringen körperlichen Belastungen (z. B. Lageveränderung des Körpers, Lachen).
3. *schwere Form* (Grad 3): schwallartiger Urinverlust bei geringer körperlicher Anstrengung (z. B. Lachen), Urinverlust in völliger körperlicher Ruhe, im Liegen und nachts im Schlaf.

2.3
Die überaktive Blase

Die Symptome der überaktiven oder instabilen Blase sind plötzlicher, meist starker Harndrang, häufiges, auch nächtliches Wasserlassen und unwillkürlicher Urinverlust bei starkem Harndrang (sog. „Dranginkontinenz", s. u.). Diese Symptomatik kann das Leben eines Patienten stark beeinträchtigen. Obwohl diese Einschränkung auch das soziale Leben erfasst, suchen die meisten betroffenen Menschen keine medizinische Hilfe. In einer amerikanischen Studie begründeten die Patienten ihren Entschluss, nicht zum Arzt zu gehen damit, dass sie die Symptome für normale Altersbeschwerden hielten oder annahmen, dass medizinische Hilfe nicht möglich sei. Bei dieser Einstellung wird das Problem der instabilen oder überaktiven Blase leicht unterschätzt. Die meisten Untersuchungen, die die Häufigkeit dieser Symptome erfassen wollten, beschränkten sich auf den unwillkürlichen Urinverlust. In einer großen Untersuchung in Deutschland an mehr als 200.000 Patienten konnte jetzt die Häufigkeit der Symptome der instabilen Blase erfasst werden. Es zeigte sich, dass bei über 40 Jahre alten Menschen das gehäufte Wasserlassen mit über 41% führend war. 25% der Befragten gaben Symptome der Drang- oder der Belastungsinkontinenz an. Alle Symptome stiegen mit zunehmedem Alter deutlich an: So waren die über 80-Jährigen zu mehr als 75% von Symptomen der überaktiven Blase betroffen (Abb. 9).

Die überaktive Blase kommt sowohl bei Männern als auch Frauen vor und wird durch unwillkürliche Aktivitäten des Blasenmuskels in der Phase der Blasenfül-

TEIL B: Welche Störungen gibt es?

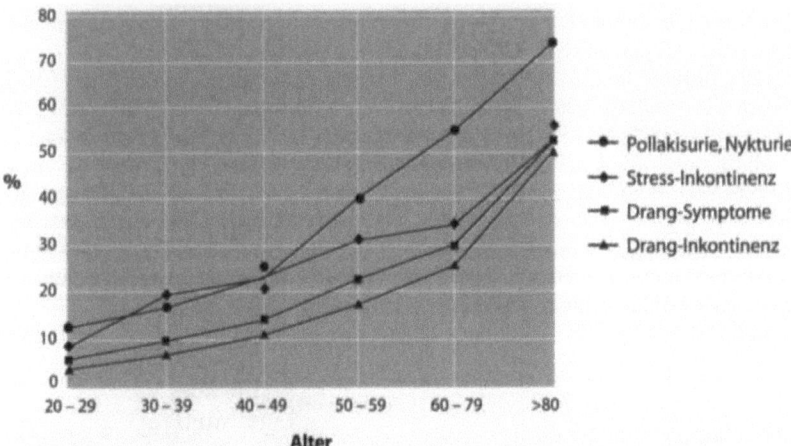

Abb. 9. Entwicklung der Symptome der überaktiven Blase mit dem Alter

lung ausgelöst. Normalerweise ist der Blasenmuskel in der Phase der Füllung ohne Aktivität, der Blasenausgang ist geschlossen und der Patient empfindet kein Füllungsgefühl und keinen Harndrang. Diese Phase kann beim Blasengesunden je nach Trinkmenge 2–4 h anhalten. Liegt eine überaktive Blase vor, tritt der erste Harndrang schon kurze Zeit nach dem letzten Toilettengang auf. Da der Drang oft nicht unterdrückt werden kann, wird die Toilette schnell wieder aufgesucht. So können innerhalb eines Tages über 20 Toilettengänge notwendig werden.

Viele Betroffene betreiben einen großen Aufwand, um einen möglicherweise auftretenden Harnverlust zu vermeiden oder vor der Umwelt zu verbergen. Sie gehen nicht mehr aus dem Haus oder halten sich immer in der Nähe öffentlicher Toiletten auf. Zusätzlich werden – meist heimlich – Inkontinenzhilfsmittel wie Vorlagen oder Windeln eingesetzt. Befragungen zur Lebensqualität haben gezeigt, dass diese bei Patienten mit überaktiver Blase deutlich geringer ist als bei gesunden Menschen gleichen Alters.

Harntraktprobleme werden bis heute von den Betroffenen und ihren Ärzten oft nicht angemessen besprochen. Eine Umfrage in England zeigte, dass nur ein Drittel der chronisch inkontinenten Frauen mit ihrem Arzt über das Blasenproblem spricht. Bei vielen Betroffenen besteht eine innere Abwehr, Blasenprobleme mit ihrem Arzt zu besprechen, obwohl sie die Hilfsmaßnahmen gerne in Anspruch nehmen würden. Zwei Drittel der Patienten, die schließlich den Arzt informierten, litten bereits mehr als 2 Jahre an Blasenproblemen.

2.3.1
Harnverlust bei starkem Harndranggefühl (Dranginkontinenz)

Diese Form der Inkontinenz ist in den meisten Fällen schon anhand der beschriebenen Beschwerden deutlich von der Stressinkontinenz zu unterscheiden. Die Patienten sind hier von häufig auftretendem Harndrang schon bei geringer Füllungsmenge der Harnblase belastet. Dieser massive Drang kann nicht beherrscht werden, sodass es sofort zu einer Entleerung der Blase kommt.

Häufigste Ursache einer andauernden Dranginkontinenz ist die bereits oben erwähnte überaktive Blase. Eine Dranginkontinenz kann auch durch bakterielle Infektionen der Blase, Bestrahlungsbehandlungen im Bereich des Beckens oder „interstitiellen Zystitis" ausgelöst werden.

Die „interstitielle Zystitis" ist eine Blasenerkrankung, die bis heute nicht gut erklärt werden kann. Bei feingeweblichen Untersuchungen findet man Veränderungen wie bei einer bakteriellen Entzündung. Bakterien können aber nicht nachgewiesen werden. Möglicherweise ist der Antikörperhaushalt des Patienten beteiligt. Die Erkrankung führt im Spätstadium zur Schrumpfblase. Betroffen sind meist Frauen.

Bei wiederholten oder chronischen Infektionen der Blase kann im Endstadium eine Schrumpfung der Blase eintreten, sodass die Beschwerden auch nach entsprechender Behandlung der Entzündung nicht verschwinden.

2.3.2
Harnverlust ohne Blasenentleerung (Überlaufinkontinenz)

Diese Form der Inkontinenz ist eher selten und betrifft Patienten, die vorher schon länger an einer Entleerungsstörung der Blase durch mechanische Behinderung oder Nervenstörung gelitten haben.

Die prall gefüllte Blase kann sich nicht mehr entleeren und der jeweils zusätzlich von den Nieren produzierte Urin wird ohne Harndrang ausgeschieden, d. h. es kommt zu einem kontinuierlichen Urinverlust. Die volle Blase wird dabei durch die vorausgegangene dauerhafte Überdehnung des Blasenmuskels oder die zugrunde liegende Nervenstörung nicht wahrgenommen.

Betroffen sind Patienten mit Blasenentleerungsstörung z. B. durch eine vergrößerte Prostata, mit gestörter Wahrnehmung der Blasenfüllung und -entleerung (z. B. bei Zuckerkrankheit) oder nervenbedingter Blasenentleerungsstörung (multiple Sklerose, Querschnittlähmung).

2.4
Blasenstörungen im Alter

Grundsätzlich kann Harninkontinenz in jedem Lebensalter auftreten. Dennoch sind, bedingt durch den Alterungsprozess des Körpers, davon vorwiegend ältere Menschen betroffen.

Blasenfunktionsstörungen im Alter sind aus medizinischer, hygienischer und pflegerischer Sicht ein Problem. Die manchmal auch bei Ärzten verbreitete Ansicht, dass Inkontinenz im Alter die Folge von Hirnleistungsstörungen sei, ist nur bedingt richtig und bedarf einer dringenden Korrektur. Viele verschiedene und gleichzeitig auftretende Erkrankungen älterer Menschen führen häufig dazu, dass sich die Blasenkontrolle der Willkür dieser Patienten entzieht. Auch viele Medikamente beeinflussen die Blasenfunktion. Zudem hindert eine eingeschänkte Beweglichkeit und Mobilität ältere Menschen daran, noch rechtzeitig die Toilette zu erreichen, bevor ein Malheur passiert. Darüber hinaus unterliegt auch die Blasen- und Beckenmuskulatur dem Alterungsprozess und ist daher auch nicht mehr so leistungsfähig wie in jungen Jahren.

2.5
Harnverlust bei Störungen des Nervensystems

Selten ist eine Schließmuskelschwäche durch eine angeborene oder erworbene Erkrankung des versorgenden Nervensystems bedingt. Diese Nervenerkrankung betrifft nie alleine den Schließmuskel, sondern in der Regel auch andere Muskelgruppen. So kann Harninkontinenz bei Schließmuskelschwäche nur selten als Symptom einer beginnenden Nervenerkrankung bewertet werden.

Bei diesen Erkrankungen ist nicht die Blase selbst, sondern das sie versorgende Nervengewebe erkrankt oder gestört. Eine häufige Form ist die Schädigung der Blasennerven durch die Zuckerkrankheit (Diabetes), gefolgt von Operationsfolgen im Becken, z. B. nach einer Entfernung der Gebärmutter oder des Enddarmes. Seit die Operationstechnik weiterentwickelt wurde, kann z. B. bei Tumoroperationen das feine und mit bloßem Auge nicht sichtbare Nervengewebe besser als früher geschont werden. Dennoch sind Nervenverletzungen aus Gründen der Radikalität eines operativen Eingriffs nicht ganz zu vermeiden.

Eine weitere Ursache sind Erkrankungen des Nervengewebes, die auch die Blasennerven befallen können. Hier ist an die „multiple Sklerose" zu denken, eine Erkrankung, die im gesamten Nervengewebe auftritt. In etwa 10% dieser Fälle ist die Nervenversorgung der Blase zuerst befallen und die Krankheit kommt durch eine Veränderung des Wasserlassens oder eine neu aufgetretene Harninkontinenz zum Vorschein. Auch bei einem Bandscheibenvorfall der Lendenwirbelsäule können Nerven, die die Blase versorgen, komprimiert sein. Im Vordergrund stehen bei dieser Erkrankung meist die massiven Rückenschmerzen und ausstrahlende Schmerzen in die Beine. Wenn es aber zu einer Änderung des Wasserlassens oder sogar zu einem Harnverhalt kommt, ist in der Regel eine Operation notwendig. Selten werden angeborene Störungen der Nervenversorgung der Blase erst im Erwachsenenalter entdeckt. Wichtig sind hier Spaltbildungen der Wirbelsäule.

2.6
Blasenstörungen bei Querschnittlähmung

Die häufigste Form der nervenbedingten Harninkontinenz besteht bei Patienten nach Wirbelsäulenverletzungen (Querschnittlähmungen): Durch den Unfall sind die im Bereich der Verletzung gelegenen Rückenmarksnerven zerstört und die Verbindung der darunter liegenden Organe und Gliedmaßen mit dem Gehirn ist unterbrochen. Dies wirkt sich je nach Höhe der Verletzung auf die abhängigen Organe, z. B. die Blase, unterschiedlich aus. Man unterscheidet hier grob 4 verschiedene Formen der Störung von Blase und Blasenschließmuskel, die sich jeweils durch Inkontinenz bemerkbar machen, aber für den gesamten Harntrakt und die Nierenfunktion unterschiedlich gefährlich sind (Abb. 8). Wichtig ist es zu wissen, wie die verschiedenen beteiligten Zentren und Muskelgruppen nach einem Unfallereignis reagieren.

Liegt eine z. B. schlaffe Lähmung der Schließmuskulatur vor, kommt es zwar zur Inkontinenz, aber nicht zu Nierenschäden. Die in Abb. 8 grob dargestellten Formen der nervenbedingten Blasenstörungen können ohne weitergehende Untersuchungen in einem spezialisierten Zentrum nicht unterschieden werden. Es ist für die Betroffenen äußerst wichtig, regelmäßig in einer entsprechend ausgerüsteten Untersuchungseinheit kontrolliert zu werden, auch wenn keine wesentlichen Erkrankungen vorliegen. Allein die Situation der Querschnittlähmung und der nervenbedingten Blasenstörung machen zum Schutz der Nierenfunktion und zum Erreichen von Harnkontinenz eine regelmäßige Betreuung zwingend notwendig. Mindestens einmal pro Jahr muss die Blasenfunktion durch eine urodynamische Untersuchung geprüft wrden. Treten plötzliche Veränderungen wie Blasenentzündungen oder eine erneute Inkontinenz auf, muss die Kontrolle umgehend erfolgen.

TEIL C

Wie werden die Störungen untersucht?   C

1
Untersuchungsmethoden bei Harninkontinenz im Kindesalter

1.1
Laboruntersuchungen

Die wichtigste Untersuchung bei einnässenden Kindern ist die mikroskopische und mikrobiologische Urinuntersuchung zum Nachweis oder Ausschluss einer Harnwegsinfektion. Hierbei ist die Art der Uringewinnung von entscheidender Bedeutung: Eine Urinprobe, die zu Hause in einem Haushaltsgefäß aufgefangen wird, ist in der Regel verunreinigt (sog. „Marmeladenglasurin"). Die sicher sauberste Art, eine verwertbare Urinprobe zu gewinnen, ist die Urinentnahme per Katheter. Während dies bei Mädchen in der Regel mit vertretbarem Aufwand gelingt, kann eine Kathetereinlage beim Jungen zum Drama und lebenslangen Trauma werden.

Hier ist – vor allem bei Erstuntersuchungen – ein Mittelstrahlurin ausreichend. Das Kind wird angehalten, mit zurückgestreifter Vorhaut und nach Reinigung der Eichel die erste Urinportion in die Toilette zu machen, die nächste dann in das bereitgestellte Auffanggefäß und den Rest dann wieder in die Toilette. Die umgehende mikroskopische Untersuchung des frisch gelassenen Urins in der Arztpraxis kann mit großer Sicherheit Verunreinigungen durch Bakterien von „echten" Infektionen in dieser Probe unterscheiden.

Weitere Formen der Uringewinnung sind die „Klebebeutelemethode" bei Klein(st)kindern und die Blasenpunktion (Säuglingsalter): Ein steriler Beutel wird über die zuvor desinfizierte Genitalregion geklebt und der aufgefangene Urin später in ein Gefäß zur Weiterverarbeitung abgelassen. Diese Methode eignet sich v. a. bei männlichen Kindern, die noch keine Blasenkontrolle haben. Die Uringewinnung per Blasenpunktion ist nur selten notwendig. Vor allem bei schwer kranken Kleinkindern, bei denen der Urinbefund weitreichende Konsequenzen hat, kommt diese Art der Uringewinnung zum Einsatz.

Liegen bei einem Kind gesicherte fieberhafte Harnwegsinfektionen vor, ist die Untersuchung von Entzündungszeichen oder Nierenfunktionswerten im Blut notwendig.

1.2
Ultraschalluntersuchung

Die Ultraschalluntersuchung hat gerade bei der Untersuchung von einnässenden Kindern eine überragende Bedeutung. Hier können Auffälligkeiten der Nieren und ableitenden Harnwege vielfach ohne weitere Belastung für die kleinen Patienten sicher festgestellt oder ausgeschlossen werden. Wenn der Arzt nachweisen kann, dass die Nieren und die Blase normal geformt sind und die Blase sich beim Wasserlassen vollständig entleert, so sind Störungen am Harntrakt des Kindes bereits ausgeschlossen.

Die Ultraschalluntersuchung beim einnässenden Kind sollte immer alle Bauchorgane erfassen und die Harnblase in gefülltem Zustand und direkt nach einem Wasserlassen beurteilen. So kann z. B. eine unvollständige Blasenentleerung (Restharnbildung) nachgewiesen werden.

1.3
Harnflussmessung

Die Harnflussmessung wird technisch wie beim Erwachsenen durchgeführt (s. u.): Die Kinder werden angehalten, ihre Blase wie zu Hause in Ruhe auf einem Toilettensitz zu entleeren, unter dem ein Messgerät angebracht ist. Dabei ist darauf zu achten, dass die Kinder wirklich „müssen" und die notwendige Zeit haben, ihre Blase zu entleeren, ohne durch Eltern oder eine Sprechstundenhilfe gedrängt zu werden. Die Form der Harnflusskurve gibt zusammen mit den Harnflusswerten und der Restharnuntersuchung (Ultraschall) erste Aufschlüsse über Störungen bei der Blasenentleerung.

1.4
Flow-EMG
(Harnflussmessung mit Muskelaktivitätsaufzeichnung)

Diese Untersuchungstechnik ist eine spezielle Harnflussmessung: Dem Kind werden problemlos und völlig schmerzfrei 2 kleine Elektroden auf den Damm in die Nähe der Harnröhre aufgeklebt. Hierüber werden die Muskelaktivitäten der Schließmuskeln erfasst und gemeinsam mit der Harnflusskurve aufgezeichnet. Beim Vergleich der Muskelaktivitätskurve mit der Harnflusskurve kann festgestellt werden, ob während des Wasserlassens der Schließmuskel die ganze Zeit entspannt war oder sich zeitweise „verkrampft" hat. Diese spezielle Störung findet man v. a. bei Kindern, die mehrere Blasenentzündungen durchgemacht haben oder bei einer „Blasenunreife" versuchen, plötzlich auftretenden Harndrang zu beherrschen.

1.5
Blasendruckmessung

Liegt bei einem Kind eine schwerwiegende Blasenstörung vor, sollte zur genauen Beurteilung der Situation eine Blasendruckmessung durchgeführt werden.

Dabei muss die Untersuchungstechnik der Situation des Kindes angepasst sein. Meist werden zunächst in einer Kurznarkose, die das Kind nicht belastet, die unteren Harnwege gespiegelt (s. u.) und in dieser Narkose ein dünner Messkatheter durch die Bauchdecke hindurch in die Blase eingelegt. Diese aufwendige Vorbereitung bedingt eine strenge Auswahl der Kinder, bei denen diese Untersuchung wirklich notwendig ist.

Am folgenden Tag wird dann die Blasendruckuntersuchung durchgeführt. Hierzu müssen zusätzlich Klebeelektroden am Damm aufgebracht und ein dünner Katheter in den Enddarm eingelegt werden. Die Untersuchung findet dann sitzend auf dem Toilettenstuhl der Messanlage statt. Wichtig ist, dass die Kinder völlig angstfrei sind und die ganze Untersuchung in „spielerischer" Atmosphäre abläuft. Die Kinder sollen ein Kuscheltier und eine Vertrauensperson zur Untersuchung mitbringen. Wenn die Eltern vernünftig und kooperativ mit der Situation umgehen und ihre eigene Unsicherheit und Angst nicht auf das Kind übertragen, ist diese Untersuchung völlig problemlos und schmerzfrei möglich.

Mehrere Messvorgänge mit Blasenfüllung und Blasenentleerung machen die vorliegenden Störungen der Blasenfunktion dann offensichtlich.

1.6
Spiegeluntersuchung

Die Spiegelung der Harnwege bei Kindern erfolgt grundsätzlich in Vollnarkose. Mit speziellen „Miniinstrumenten", die an die Größe der kindlichen Harnröhre und Blase angepasst sind, können die Verhältnisse der unteren Harnwege und mögliche Fehlbildungen oder Erkrankungsfolgen festgestellt werden. Die Notwendigkeit dieser Untersuchung muss sehr streng beurteilt werden. Der Ablauf der Untersuchung ähnelt der Technik beim Erwachsenen. Die Dauer der Untersuchung liegt zwischen 5 und 15 min.

1.7
Röntgenuntersuchung

Zeigen sich bei einem einnässenden Kind mehrere Harnwegsinfektionen, muss an das Vorliegen eines Refluxes (Urinrückfluss zur Niere während des Wasserlassens) gedacht werden. Diese meist angeborene Erkrankung wird durch eine Röntgenuntersuchung nachgewiesen. Hierbei wird durch einen dünnen Katheter die Harnblase mit Kontrastmittel gefüllt und beim „Wasserlassen", d.h. beim Ausscheiden des Kontrastmittels werden Röntgenaufnahmen der Blasen- und Nierenregion angefertigt. Sieht man auf diesen Bildern das Kontrastmittel beim Wasserlassen in die Harnleiter oder Nieren aufsteigen, ist ein Reflux nachgewiesen. Die Behandlung dieser Erkrankung ist zunächst medikamentös, bei Erfolglosigkeit operativ (s. u.).

Nur selten ergibt sich heute noch die Notwendigkeit, bei einnässenden Kindern die Nieren mit Kontrastmittel zu röntgen, da durch die Ultraschalluntersuchung die meisten offenen Fragen beantwortet werden können.

2
Untersuchungsmethoden bei Harninkontinenz im Erwachsenenalter

Wenn ein Patient seinem Arzt eine Harninkontinenz als neu aufgetretenes Symptom schildert, werden zunächst eine Reihe von Fragen an ihn gestellt. Wichtig bei der Erhebung der Vorgeschichte sind v. a. Entzündungen im Bereich von Blase und Nieren, Erkrankungen in Nachbarorganen, vorausgegangene Behandlungen oder Operationen usw. Es ist von großer Wichtigkeit, dem Arzt alle Medikamente zu nennen, die eingenommen werden.

Der Arzt wird dann durch gezielte Fragen zur Art und Häufigkeit der Inkontinenzbeschwerden die Form der Inkontinenz einzugrenzen versuchen und dann die notwendigen Untersuchungen einleiten. Unabhängig von der Form der Inkontinenz werden im Folgenden die notwendigen Untersuchungsschritte erläutert.

2.1
Laboruntersuchungen

Im Vordergrund der Erstuntersuchung eines Patienten mit Harninkontinenz steht die Frage, ob eine bakterielle Infektion der Harnwege vorliegt.

Neben typischen Beschwerden müssen dabei in der mikroskopischen Untersuchung des steril gewonnenen Urins (bei Männern Mittelstrahlurin, bei Frauen Katheterurin) weiße Blutkörperchen (Leukozyten) und Bakterien gefunden werden.

Bei der Entnahme von Katheterurin bei der Frau wird nach der Reinigung des Genitalbereichs mit Desinfektionsmittel ein sehr dünner Katheter in die Harnröhre geschoben und auf diese Weise Urin entnommen. Diese Untersuchung ist nicht schmerzhaft, kann aber bei sehr ängstlichen und verkrampften Patientinnen als unangenehm empfunden werden.

Fehlen in dem zur Untersuchung entnommenen Urin die weißen Blutkörperchen, handelt es sich um eine Verunreinigung der Urinprobe außerhalb der Harnwege. Der gewonnene Urin wird neben der mikroskopischen Untersuchung auch gezielt auf Bakterien geprüft, indem er auf verschiedenen Nährböden ausgestrichen und anschließend bei 37 C mehrere Tage bebrütet wird. Durch das unterschiedliche Wachstumsverhalten der Bakterien kann der infektionsauslösende Stamm ermittelt und dann nach entsprechender Austestung gezielt behandelt werden.

Neben der Urinuntersuchung werden üblicherweise Blutuntersuchungen durchgeführt: Blutkörperchensenkungsgeschwindgkeit (BSG), kleines Blutbild, evtl. Nierenfunktionswerte. Hierbei soll eine Reaktion des Körpers auf die vorhandene Entzündung im Harntrakt festgestellt werden.

Liegt eine reine Blasenentzzündung vor, sind alle Blutwerte normal. Wenn aber die Nieren von der Entzündung mitbetroffen sind, lassen sich erhöhte Werte für die BSG und die weißen Blutkörperchen nachweisen. In der Regel geht eine solche Entzündung mit Fieber und Flankenschmerzen einher. Sind in der Vergangenheit viele Entzündungen aufgetreten, können auch die Nierenfunktionswerte erhöht, d. h. die Nierenleistung kann erniedrigt sein.

2.2
Ultraschalluntersuchung

Die Ultraschalluntersuchung der Bauchorgane, insbesondere der Nieren und ableitenden Harnwege stellt heute ein Routineverfahren zur Beurteilung der Form und Lage der einzelnen Organe dar. Auffällige Befunde wie Nieren- oder Blasensteine, Tumorbildungen oder angeborene Fehlanlagen können so einfach und ohne Belastung für den Patienten festgestellt werden. Die Ultraschalluntersuchung der gefüllten Blase vor und der entleerten Blase nach dem Wasserlassen gibt Auskunft über das Füllvolumen und eine in Betracht kommende unvollständige Blasenentleerung. Aus diesen Informationen kann der Arzt erste Rückschlüsse auf die mögliche Ursache der Inkontinenz ziehen.

2.3
Harnflussmessung

Die Harnflussmessung (Uroflowmetrie) ist eine einfache und nicht belastende Untersuchungsmethode, um erste Erkenntnisse über eine Blasenentleerungsstörung zu erhalten. Der Patient entleert die Blase auf einem Toilettenstuhl, der mit einem Messtrichter verbunden ist. Je nach Bauart des Messgerätes wird durch den auftreffenden Urin eine mit konstanter Geschwindigkeit rotierende Scheibe abgebremst oder die ausgeschiedene Harnmenge gewogen. Dabei wird eine Harnflusskurve aufgezeichnet, an der die ausgeschiedene Harnmenge pro Sekunde abgelesen werden kann. Gleichzeitig wird die insgesamt ausgeschiedene Menge festgestellt. Aus diesen Daten und der Form der Harnflusskurve kann der Arzt die Art der Entleerungsstörung ableiten. Zur genauen Diagnose ist jedoch meist eine weitere Untersuchung notwendig (Abb. 10).

2.4
Blasendruckmessung

Die Blasendruckmessung ist eine Erweiterung der Urinflussmessung, bei der nicht nur der Harnstrahl, also die Entleerungsphase der Harnblase, sondern auch die Füllungsphase gemessen und beurteilbar gemacht wird. Zu dieser Untersuchung ist die Einlage von dünnen Messkathetern unter lokaler Betäubung in die Blase und den Enddarm notwendig. In der Nähe der Harnröhre werden durch aufgeklebte Elektroden die Muskelaktivitäten der

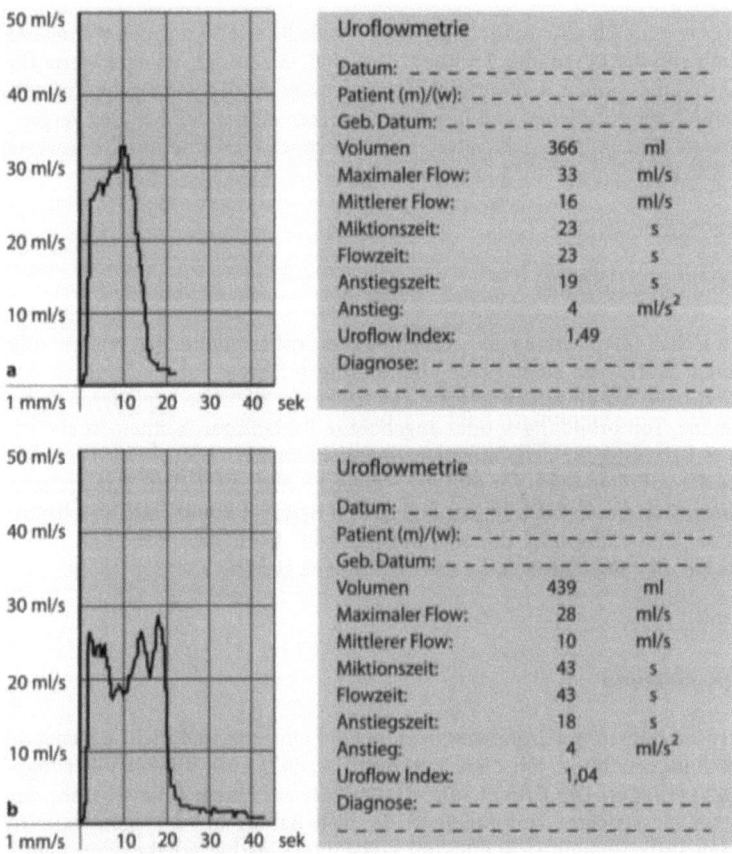

Abb. 10 a, b. Harnabflussmessung. a Normale Harnflusskurve; kräftiger Strahl (Maximium 33ml/s), kurze Zweit bis zur vollständigen Blasenentleerung (23 s), „eingipfliger" Kurvenverlauf. b Mehrfach abgeschwächter Harnstrahl, trotzdem guter maximaler Urinfluss, keine Restharnbildung (z. B. bei multipler Sklerose)

Schließmuskeln erfasst und zusammen mit den Druckkurven aus Blase und Darm aufgezeichnet. Die Untersuchung erfolgt in sitzender Position auf einem Messplatz, der einer normalen Toilette nachempfunden ist. Die Blase wird dann langsam mit gewärmter Flüssigkeit gefüllt und nach dem Auftreten von Harndrang wie auf einer normalen Toilette wieder entleert. Die einliegenden Katheter sind so dünn, dass sie die Blasenentleerung nicht behindern (Abb. 11, 12, 13).

Aus den gewonnenen Daten kann der Arzt genaue Rückschlüsse auf die zugrunde liegende Störung der Blase und des Schließmuskelapparates ziehen und so gezielt eine Therapie einleiten. Die Untersuchung dauert in der Regel nicht länger als 45 min und ist völlig schmerzfrei.

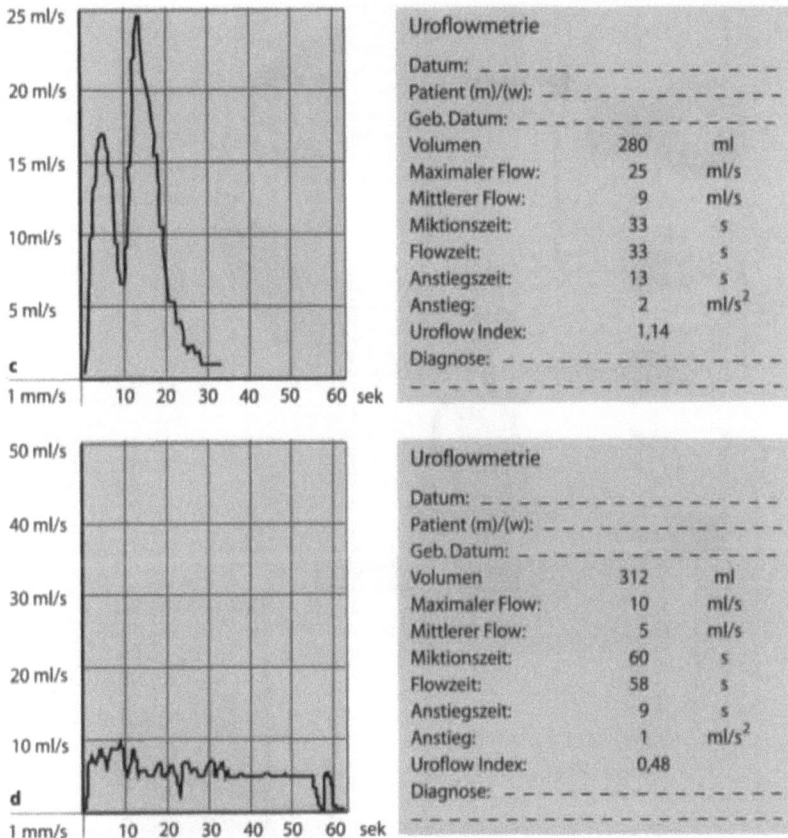

Abb. 10 c, d. Harnabflussmessung. **c** Harnstrahl mit zwei Gipfeln, fast komplett unterbrochen. Restharn 55ml, Blasenentleerung durch Anspannung der Bauchmuskeln („Bauchpresse") bei Blasenlähmung. **d** Schwacher Harnstrahl (Maximum 10ml/s) und verlängerte Zeit bis zur Blasenentleerung (Verengung der Harnröhre)

2.5
Schließmuskeldruckmessung

Diese Untersuchung dient der genauen Beurteilung der Schließmuskelfunktion. Ein Messkatheter wird in lokaler Betäubung in die Harnröhre und Blase eingeführt (analog der Katheterurinentnahme), ein weiterer in den Enddarm (entspricht der Einführung eines Zäpfchens). Der Harnröhrenkatheter wird dann durch einen Zugapparat langsam zurückgezogen, sodass an jeder Stelle der Harnröhre der vorhandene Druck gemessen werden kann. Dabei wird der Druck des Schließmuskels erfasst. Diese Untersuchung wird in körperlicher Ruhe und unter Belastung durch Husten oder Pressen durchgeführt. Dadurch wird festge-

TEIL C: Wie werden die Störungen untersucht?

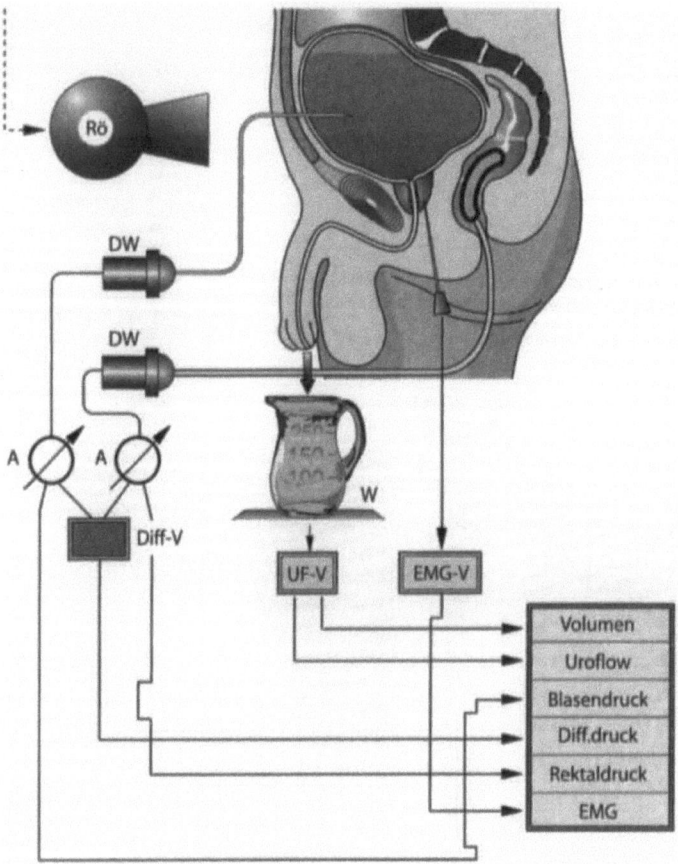

Abb. 11. Urodynamische Untersuchung. Über einen Bauchdeckenkatheter wird die Harnblase mit Flüssigkeit gefüllt und der dabei entstehende Druck gemessen. Bei Harndrang wird die Blase in den Trichter des Urinflussmessgerätes entleert. Ein 2. Messkatheter misst den Druck der Bauchmuskeln im After. Klebeelektroden am Beckenboden zeichnen die Aktivität der Schließmuskelregion auf. Der angeschlossene Computer erfasst alle Messdaten. (Modifiziert nach Stöhrer 1979: Urologie bei Rückenmarksverletzten)

stellt, ob der Blasenschließmuskel auch unter Belastung kräftig genug ist oder ob eine Stressharninkontinenz vorliegt.

2.6
Druckflussuntersuchung

Die Druckflussuntersuchung ist eine Blasendruckmessung (s. o.), bei der durch ein Computerprogramm erfasst wird, bei welchen Blasendruckwerten welcher

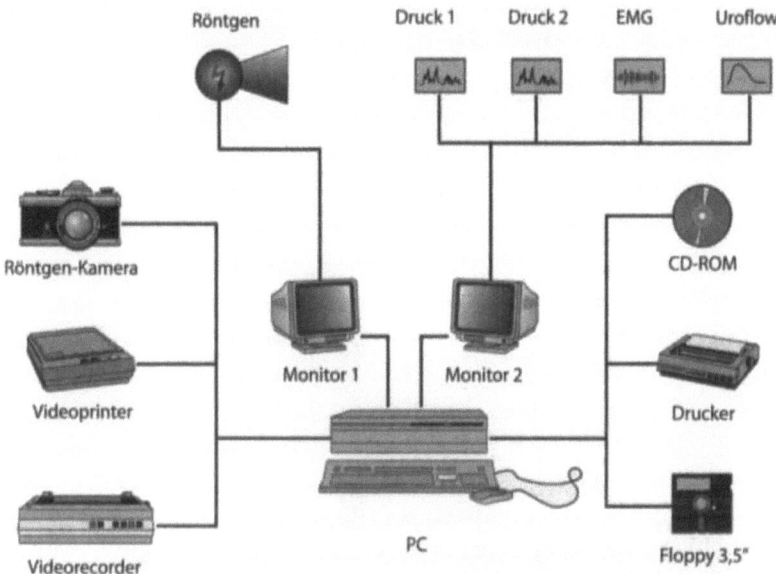

Abb. 12. Aufbau eines computergestützten urodynamischen Messplatzes

Urinfluss zustande kommt. Diese Untersuchung ist v. a. bei Patienten sinnvoll, bei denen der Verdacht auf eine Blasenentleerungsstörung z. B. durch eine vergrößerte Prostata vorliegt. Das Ergebnis gibt dem Arzt Hinweise, ob eine Operation der Prostata oder anderer Flusshindernisse sinnvoll und notwendig ist.

2.7
Spiegeluntersuchungen

Eine Blasendruckmessung wird häufig durch eine Spiegelung der Harnröhre und Blase ergänzt. Dies ist wichtig, um z. B. die Notwendigkeit einer Operation oder die Art des Operationsverfahrens zu beurteilen.

Blasenspiegelungen werden zu Unrecht gefürchtet: Die Untersuchung erfolgt in lokaler Betäubung mithilfe eines Gleitmittels, sodass der Patient das Einführen des Blasenspiegels kaum bemerkt. Bei Männern wird es allenfalls als unangenehm empfunden. Der Blasenspiegel ist ein dünnes Metallrohr, durch das Flüssigkeit in die Harnwege eingespült werden kann. Eine Präzisionsoptik erlaubt dem Untersucher, die Harnröhre, den Schließmuskel und die Harnblase exakt zu betrachten und so Auffälligkeiten in diesem Bereich festzustellen. Auch bei Verdacht auf einen Tumor der Harnwege muss diese Untersuchung vorgenommen werden. Bei entsprechender Betäubung der Harnröhre ist die Untersuchung nicht belastend und dauert in der Regel nicht länger als 10–15 min (Abb. 14).

34 Teil C: Wie werden die Störungen untersucht?

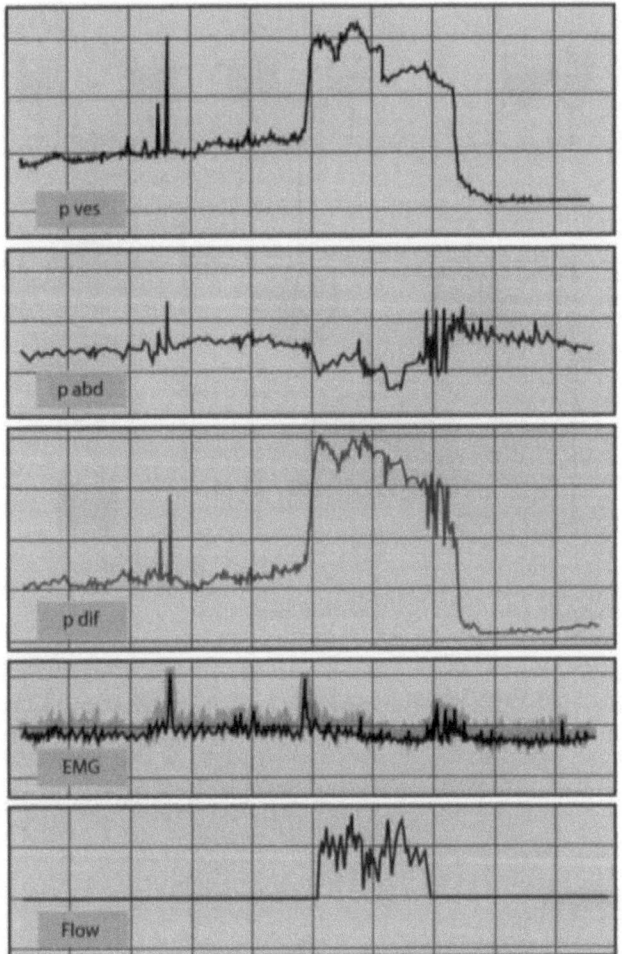

Abb. 13. Urodynamische Messkurve während des Wasserlassens. *p ves* Druck in der Harnblase, *p abd* Druck im After (Bauchmuskeldruck), *p dif* Differenz aus *p ves* und *p abd* = effektiver Druck des Blasenmuskels (Detrusordruck), *EMG* Muskelaktivität des Beckenbodens (Schließmuskelaktivität), *Flow* Urinflusskurve

2.8
Röntgenuntersuchung

Die o. g. Untersuchungen werden durch Röntgenaufnahmen mit Kontrastmittel ergänzt. Dabei kann z. B. bei der Blasendruckmessung Kontrastmittel zur Füllung der Blase verwendet werden. Während der Füllung der Blase und während des Wasserlassens werden dann Röntgenaufnahmen angefertigt, die die Form der

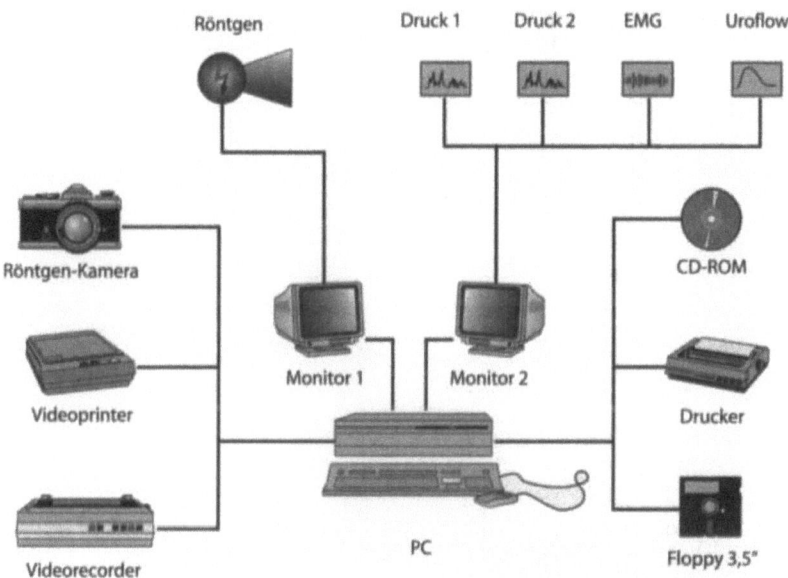

Abb. 12. Aufbau eines computergestützten urodynamischen Messplatzes

Urinfluss zustande kommt. Diese Untersuchung ist v. a. bei Patienten sinnvoll, bei denen der Verdacht auf eine Blasenentleerungsstörung z. B. durch eine vergrößerte Prostata vorliegt. Das Ergebnis gibt dem Arzt Hinweise, ob eine Operation der Prostata oder anderer Flusshindernisse sinnvoll und notwendig ist.

2.7
Spiegeluntersuchungen

Eine Blasendruckmessung wird häufig durch eine Spiegelung der Harnröhre und Blase ergänzt. Dies ist wichtig, um z. B. die Notwendigkeit einer Operation oder die Art des Operationsverfahrens zu beurteilen.

Blasenspiegelungen werden zu Unrecht gefürchtet: Die Untersuchung erfolgt in lokaler Betäubung mithilfe eines Gleitmittels, sodass der Patient das Einführen des Blasenspiegels kaum bemerkt. Bei Männern wird es allenfalls als unangenehm empfunden. Der Blasenspiegel ist ein dünnes Metallrohr, durch das Flüssigkeit in die Harnwege eingespült werden kann. Eine Präzisionsoptik erlaubt dem Untersucher, die Harnröhre, den Schließmuskel und die Harnblase exakt zu betrachten und so Auffälligkeiten in diesem Bereich festzustellen. Auch bei Verdacht auf einen Tumor der Harnwege muss diese Untersuchung vorgenommen werden. Bei entsprechender Betäubung der Harnröhre ist die Untersuchung nicht belastend und dauert in der Regel nicht länger als 10–15 min (Abb. 14).

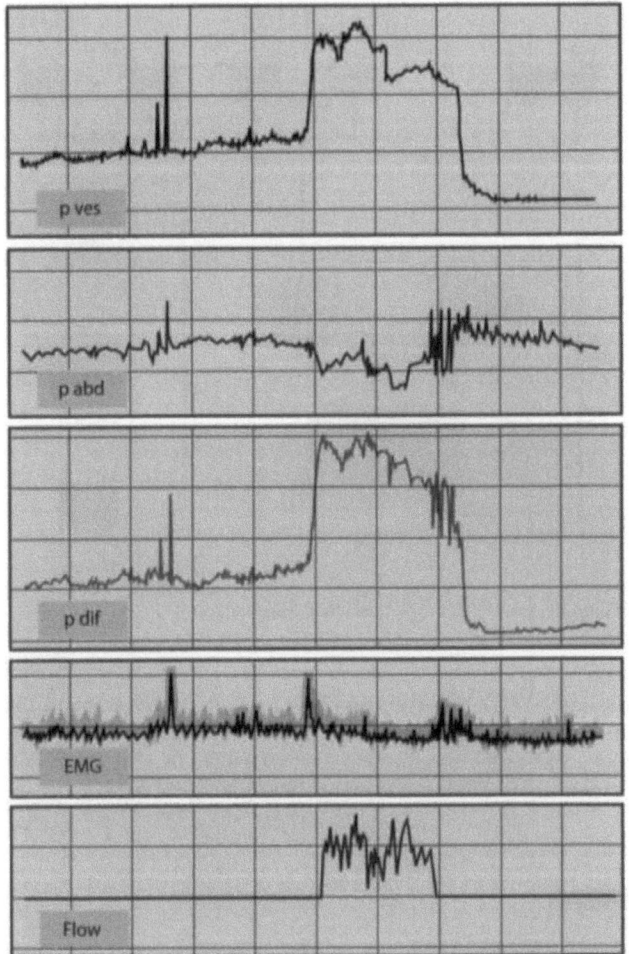

Abb. 13. Urodynamische Messkurve während des Wasserlassens. *p ves* Druck in der Harnblase, *p abd* Druck im After (Bauchmuskeldruck), *p dif* Differenz aus *p ves* und *p abd* = effektiver Druck des Blasenmuskels (Detrusordruck), *EMG* Muskelaktivität des Beckenbodens (Schließmuskelaktivität), *Flow* Urinflusskurve

2.8
Röntgenuntersuchung

Die o. g. Untersuchungen werden durch Röntgenaufnahmen mit Kontrastmittel ergänzt. Dabei kann z. B. bei der Blasendruckmessung Kontrastmittel zur Füllung der Blase verwendet werden. Während der Füllung der Blase und während des Wasserlassens werden dann Röntgenaufnahmen angefertigt, die die Form der

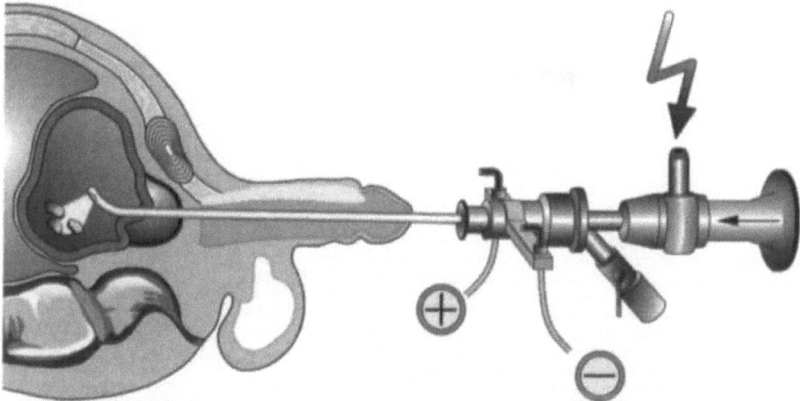

Abb. 14. Blasenspiegelung bei einem männlichen Patienten. Der Spiegel ist mit Hilfe von Gleit- und Betäubungsmittel durch die Harnröhre bis in die Blase vorgeführt worden. Über einen Wasserzulauf (+) wird die Flüssigkeit in die Blase gespühlt. Wenn die Blase voll ist, kann das Wasser über den Ablaufkanal (−) abfließen. Über den optischen Kanal wird Halogenlicht eingespiegelt *(Pfeil)*. Der Pfeil kennzeichnet die Blickrichtung des untersuchenden Arztes

Blase und Harnröhre darstellen und Rückschlüsse auf mögliche Fehlfunktionen oder Abflusshindernisse im Bereich von Blase und Harnröhre erlauben. Weitere Röntgenuntersuchungen sind die Füllung der Blase und Harnröhre mit Kontrastmittel oder die Gabe von Kontrastmittel über eine Vene, um auch die Nieren und Harnleiter im Röntgenbild sichtbar zu machen. Durch den Einsatz der Ultraschalluntersuchung ist heute ein großer Teil der Röntgenuntersuchungen nicht mehr notwendig.

Teil D

Welche Behandlungsmöglichkeiten gibt es? D

1
Behandlungsmöglichkeiten bei Harninkontinenz im Kindesalter

Bei der Behandlung einnässender bzw. inkontinenter Kinder ist die genaue Kenntnis der zugrunde liegenden Störung wichtig, da sich die verschiedenen Behandlungsformen deutlich voneinander unterscheiden.

Bei nur nachts einnässenden Kindern, die am Tag trocken und unauffällig sind und keinerlei Blasenentzündungen durchgemacht haben, könnte im Prinzip einfach gewartet werden. Diese Situation stellt keine Erkrankung im eigentlichen Sinne dar und hinterlässt auch bei längerem Bestehen keine Schäden.

Mit 4 Jahren sind etwa 80% aller Kinder nachts trocken, mit 5 Jahren etwa 90% und mit 7 Jahren 95%. Bei gesunden 20-Jährigen finden sich noch 1% Bettnässer. Anders ist die Situation bei Kindern, die neben dem Einnässen nachts weitere Auffälligkeiten zeigen. In diesem Fall sollte je nach Schweregrad der Beschwerden (Einnässen am Tag, Blasenentzündungen, Nierenbeckenentzündungen) umgehend eine Untersuchung und anschließend die notwendige Behandlung eingeleitet werden.

1.1
Blasentraining

Bei vielen einnässenden Kindern liegt eine Verhaltensstörung beim Wasserlassen vor, die durch ein falsch erlerntes Zusammenspiel von Blasenmuskel und Schließmuskel bedingt ist.

In dieser Situation ist es am besten, wenn durch ein Trainingsprogramm unter Anleitung erfahrener Therapeuten das „richtige" Wasserlassen wieder eingeübt wird. In vielen Kliniken ist es üblich, die Kinder zu mehreren aufzunehmen. Dieses Vorgehen hat den Vorteil, dass die Kinder (analog einer Art Selbsthilfegruppe) sich weniger schämen; sie begreifen, dass nicht nur sie allein betroffen sind. In der Klinik üben sie dann das Wasserlassen auf einer speziell dafür vorbereiteten Toilette. Hier wird entweder die Muskelaktivität der Schließmuskelregion auf einen Bildschirm übertragen, den das Kind beim Wasserlassen beobachten kann, oder die Aufzeichnung des Harnstrahls (Urinflussmessung) wird beim Wasserlassen beobachtet. Hierdurch haben die Kinder die Möglichkeit, den Erfolg des Wasserlassens ohne Anspannung des Schließmuskels direkt zu erleben.

Neben den „Pipi-Übungen" führen die Kinder Buch über ihre Kurven, Urinmengen und die erzielten trockenen oder nassen Nächte. Diese Übungen werden an vielen Kliniken durch ein spezielles Gymnastikprogramm ergänzt.

Wichtig ist es, die abendliche Trinkmenge zu reduzieren und die Kinder vor dem zu Bett gehen noch einmal zur Toilette zu schicken. Nach 7 Tagen Training sind mehr als die Hälfte der Kinder trocken und weitere 25% zeigen eine deutliche Besserung der Beschwerden.

Ein solches Training ist erst ab dem 5. Lebensjahr sinnvoll und muss bei einem Viertel der Kinder innerhalb von 2 Jahren einmal wiederholt werden (Abb. 15).

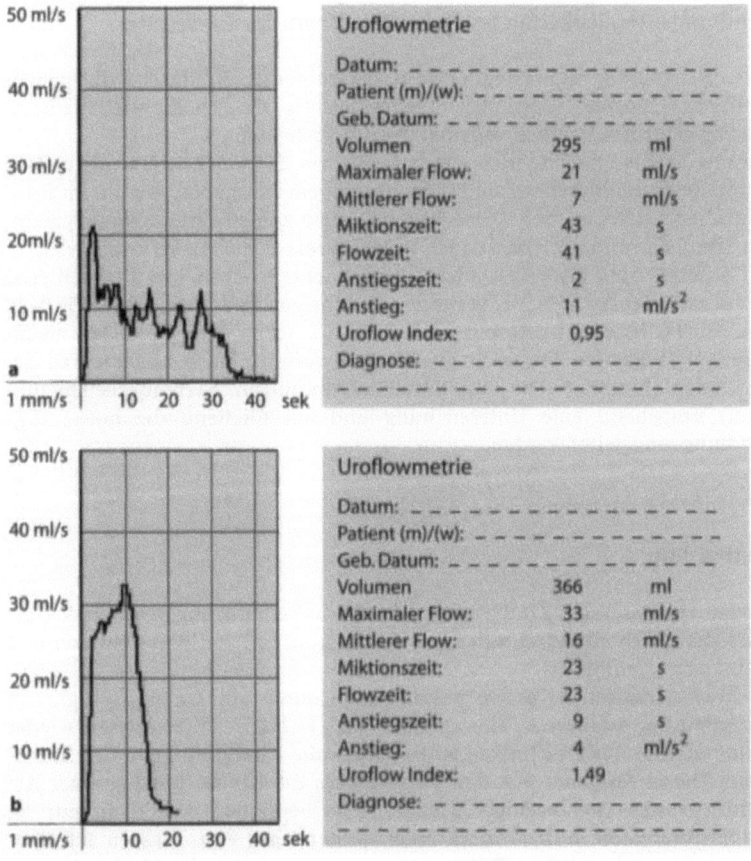

Abb. 15 a, b. Urinflusskurven beim Blasentraining. **a** Zu beginn des Trainings mehrfach unterbrochene Urinflusskurve („Stottermiktion") als Zeichen der gestörten Zusammenarbeit zwischen Blasenmuskel und Schließmuskel. **b** Eingipflige Kurve als Erfolg des Trainings. Währends des Wasserlassens ist der Schließmuskel still und unterbricht den Harnstrahl nicht

1.2
Medikamentöse Behandlung

Die medikamentöse Therapie ist eine häufige Form der Behandlung bei kindlichem Einnässen. Je nach der zugrunde liegenden Störung können verschiedene Arten von Medikamenten zum Einsatz kommen.

1.2.1
Nächtliches Einnässen ohne Auffälligkeiten am Tag (Enuresis nocturna)

Die erfolgreichste medikamentöse Behandlung in dieser Situation ist ein Präparat, das die Wirkung des nicht ausreichend ausgeschiedenen körpereigenen Hormons nachahmt.

Bei vielen nachts einnässenden Kindern findet die Ausreifung der Hormonproduktion, die die Nieren steuert, erst verzögert statt. Dies hat zur Folge, dass v. a. nachts genauso viel Urin produziert wird wie am Tag. Diese großen Mengen übersteigen das Fassungsvermögen der Harnblase und bei tiefem Schlaf kommt es dann zur Blasenentleerung ins Bett.

An diesem Punkt setzt die Therapie an: Das Medikament Minirin, das wie das körpereigene Nierenhormon wirkt, wird heute als Tablette oder als Nasenspray gegeben und führt zur Reduzierung der nächtlichen Urinmenge und damit zur Trockenheit. Diese Wirkung tritt innerhalb weniger Tage ein und hält an, solange abends das Medikament gegeben wird. Durch eine Weiterentwicklung kann das Nasenspray jetzt bei normaler Raumtemperatur gelagert werden und muss nicht mehr im Kühlschrank aufbewahrt werden.

Durch den breiten und erfolgreichen Einsatz des Präparates wurden verschiedene Untersuchungen zur Trockenheit der Kinder nach Absetzen des Präparates erstellt. Zunächst hatte man den Eindruck, dass etwa die Hälfte der Kinder nach dem Absetzen wieder einnässen. Durch Untersuchungen von Professor Riccabona aus Österreich konnte gezeigt werden, dass nach einer Stufentherapie mit schneller Dosissteigerung und späterer schrittweiser Dosisverringerung mit Minirin über 70% der Kinder nach dem vollständigen Absetzen dauerhaft nachts trocken blieben. Dieses Behandlungsschema sollte heute als Standardschema eingesetzt werden.

Besonders wichtig ist das Medikament auch, wenn es darauf ankommt, über eine bestimmte Zeit (Schulfreizeit, Ferien etc.) sicher nächtliche Trockenheit zu erreichen. Hier kann Minirin gezielt eingesetzt werden. Die Menge des Nasensprays oder der Tabletten ist durch den behandelnden Arzt zu bestimmen. Nebenwirkungen sind auch bei längerfristiger Anwendung äußerst selten.

Ein weiteres Medikament, das seit vielen Jahren oft bei nächtlichem Einnässen eingesetzt worden ist, ist das Antidepressionsmittel Imipramin. Hier ist zwar eine positive Wirkung auf das nächtliche Einnässen gesichert, aber bei mehr als 60% der Kinder tritt die Symptomatik nach Absetzen des Medikamentes wieder auf. Vor allem aufgrund der Möglichkeit gefährlicher Nebenwirkungen bei zu hoher Dosierung erscheint dieses Präparat bei nächtlichem Einnässen nicht mehr empfehlenswert.

Auch Medikamente, die zur Entspannung des Blasenmuskels führen und so zu einer Vergrößerung der Speichermenge beitragen (sog. Spasmolytika), hatten bei rein nächtlichem Einnässen nicht den gewünschten Erfolg und sollten hier nicht eingesetzt werden.

Ähnliche Erfolge wie die medikamentöse Therapie mit Minirin – allerdings mit viel Aufwand für Eltern und Kind – erreicht die Klingelhosen- oder Matratzenbehandlung. Therapieabbrüche sind hier häufig.

Die apparative Verhaltenstherapie wird mit Hilfe einer elektrisch leitenden Schlüpfereinlage und einem daran angeschlossenen Klingelmechanismus durchgeführt.

Beginnt ein Kind einzunässen, wird durch die Feuchtigkeit ein Stromkreis geschlossen und das Klingelsignal ertönt (Abb. 16). Eine Gefährdung des Kindes durch den minimalen Stromfluss besteht nicht. Wichtig ist hier, dass v. a. ein Elternteil das Wecksignal hört und das meist weiterschlafende Kind vollständig weckt, auf die Toilette setzt und die Blase vollständig entleeren lässt. Dabei sind

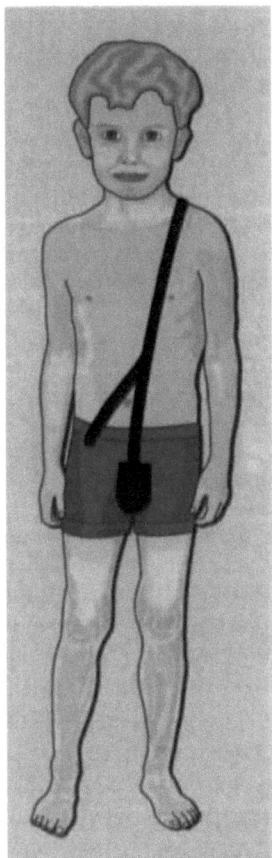

Abb. 16. Die „Klingelhose" oder der Bettalarm besteht aus einem Feuchtigkeitssensor, der in die Unterhose eingelegt wird, sowie einer Alarmklingel. Diese ist mit einer 12-V-Batterie verbunden (ungefährlich!). Wird der Sensor feucht, so wird die Klingel aktiviert und weckt das Kind und die Eltern

die Erfolge nicht sofort, d. h. innerhalb weniger Tage zu erwarten, sondern ein gewisses Durchhaltevermögen von Eltern und Kind ist notwendig, um nächtliche Trockenheit zu erreichen. Gelingt dies innerhalb von 3 Monaten, ist in 50–70% mit einer dauerhaften Lösung des Problems zu rechnen. Die „Klingelhosen" können vom behandelnden Arzt rezeptiert werden und die Kosten werden in der Regel von den Krankenkassen übernommen.

1.2.2
Einnässen nachts und am Tag ohne Blasenentzündungen (überaktive Blase)

Bei der Untersuchung dieser Kinder findet sich häufig eine Reaktionsweise der Blase, die nicht dem Alter der Kinder entspricht.

Schon bei geringer Füllungsmenge beginnt sich der Blasenmuskel unwillkürlich zusammenzuziehen und damit eine Entleerung einzuleiten. Das Kind versucht den Harndrang, den es dabei verspürt, zu unterdrücken. Oft sind hierbei typische Verhaltensweisen zu beobachten: Die Kinder schlagen die Beine übereinander oder setzen sich im Hocksitz auf die Ferse. Gelingt die Beherrschung des Harndrangs nicht, kommt es auch tagsüber zum Einnässen.

Hier können mit großem Erfolg die o. g. Spasmolytika (Dridase, Miktonetten o. ä.) eingesetzt werden. Sie verringern die Bereitschaft des Blasenmuskels, sich zu früh zusammenzuziehen, und vergrößern so die Füllmenge der Harnblase. Auch bei diesen Kindern ist die Regulierung der Trinkmenge wichtig; zusätzlich sollten die Kinder ermahnt werden, beim Auftreten von Harndrang sofort eine Toilette aufzusuchen und nicht einzuhalten.

1.2.3
Einnässen nachts oder am Tage in Kombination mit Harnwegsinfekten

Bei diesen Kindern sollte eine genaue Diagnose umgehend erzielt werden, da eine Verschlimmerung der Erkrankung durch weiteres Zuwarten nicht auszuschließen ist. Findet sich für die Blasenentzündungen eine Erklärung, z. B. ein Reflux, kann hier ebenfalls zunächst medikamentös behandelt werden.

Die „Refluxkrankheit" hat bei vielen Kindern eine hohe Wahrscheinlichkeit, mit zunehmendem Alter spontan auszuheilen, sodass lediglich die auftretenden Infektionen der Harnwege sicher vermieden werden müssen. Dies wird durch die abendliche Gabe einer geringen Dosis eines Antibiotikums erreicht, das sich v. a. im Urin anreichert (z. B. Nitrofurantoin: Furadantin®). Treten trotz dieser vorbeugenden Medikation weiter Infekte auf, sollte eine Operation des Refluxes erwogen werden.

Liegt die Ursache der Infektionen in einer unvollständigen Blasenentleerung durch fehlende Zusammenarbeit von Blasenmuskel und Schließmuskel (dies ist oft die Folge häufigen Harnverhalts), sollten neben einem Blasentraining ebenfalls vorbeugend Antibiotika zur Infektvermeidung gegeben werden (mindestens 3 Monate). Nach erfolgreichem Blasentraining kann die Behandlung dann beendet werden.

Viele Kinder haben bei entsprechenden Untersuchungen auch im Schulalter noch eine überaktive Blase. Diese Störung führt zu gehäuftem Harndrang (s. o.), häufigem Toilettengang und gelegentlichem oder häufigem Einnässen auch am Tag. Wenn eine entsprechende Störung ohne Blasenentzündungen vorliegt, kann erfolgreich mit Medikamenten behandelt werden, die die Aktivität der Blase dämpfen. Typische Vertreter dieser Präparategruppe sind die Medikamente Dridase oder Miktonetten. Das verwendete Medikament sollte eine Zulassung zur Therapie von Kindern haben.

1.2.4
Operative Behandlung

Eine operative Behandlung ist nur in wenigen Fällen notwendig. Sie ist für Kinder mit einem Reflux sinnvoll, die trotz regelmäßiger abendlicher Einnahme eines Antibiotikums weiter Harnwegsinfektionen haben. Wegen der Gefahr der Nierenschädigung muss hier der Reflux durch eine Operation beseitigt werden.

Des Weiteren betrifft sie die zahlenmäßig sehr kleine Gruppe von Kindern mit angeborenen Fehlbildungen am Harntrakt, die eine Inkontinenz zur Folge haben. Einige dieser Fehlbildungen sind sofort bei der Geburt erkennbar (z. B. Spaltbildungen der Harnblase und Harnröhre), andere werden erst durch die Untersuchungen zur Abklärung einer kindlichen Inkontinenz entdeckt (z. B. Harnleiterfehlmündung unterhalb des Blasenschließmuskels).

Die Art der notwendigen Operation und die Dauer des stationären Aufenthaltes muss im Einzelfall bestimmt werden. Die Eltern von betroffenen Kindern sollten sich an kinderurologische oder kinderchirurgische Zentren, die Erfahrung in der Operation solcher Fehlbildungen haben, wenden.

2
Behandlungsmöglichkeiten
bei Harninkontinenz im Erwachsenensalter

2.1
Schließmuskeltraining, Beckenbodengymnastik

Diese Therapieform ist für Patienten mit gering- oder mittelgradiger Stressinkontinenz geeignet. Ziel der gymnastischen Übungen ist es, den gesamten Muskelapparat des Beckenbodens zu kräftigen und so auch den Blasenschließmuskel wieder zu aktivieren.

Die Beckenbodenübungen erfordern einige Geduld und fortgesetzte Anwendung, um zum Erfolg zu führen. Dennoch lohnt sich die Mühe, regelmäßig diese wirklich einfachen Übungen durchzuführen. Vor allem nach Operationen im kleinen Becken, im Bereich der Schließmuskeln oder nach einer Geburt liegen hier Abschwächungen der Kontraktionskraft vor. Vielen Menschen ist bis zu diesem Zeitpunkt gar nicht bewußt, dass diese Muskelgruppen willkürlich angespannt werden können. Die einzelnen Übungen müssen nach Alter und Beweglichkeit der Patienten ausgesucht und angewendet werden. Kurse zum Erlernen des Beckenbodentrainings werden von den örtlichen Selbsthilfegruppen der Gesellschaft für Inkontinenzhilfe oder den Ortskrankenkassen organisiert und angeboten. Nach entsprechender Anleitung können die Betroffenen die Übungen dann allein in häuslicher Umgebung durchführen.

Empfohlen werden 6 verschieden Übungen (Abb. 17-22).

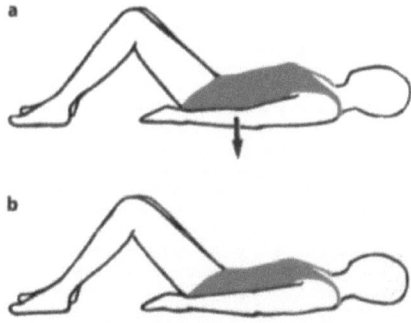

Abb. 17 a, b. Übung 1 zum Beckenbodentraining

Übung 1: Die Patientin liegt auf einer flachen Unterlage und stellt beide Beine auf. Beim langsamen Ausatmen werden Scheide, Harnröhre und After geschlossen. Die Scheide soll dabei in den Bauch hinein „eingezogen" werden. Beim Einatmen wird die Spannung gelöst, beim erneuten Ausatmen verstärkt wiederholt (Abb. 17).

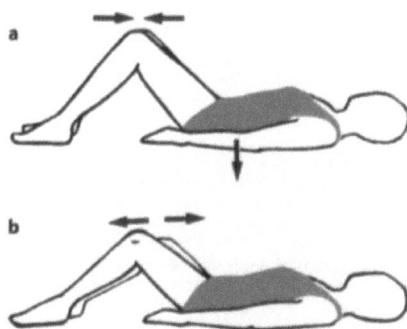

Abb. 18 a, b. Übung 2 zum Beckenbodentraining

Übung 2: Die Patientin liegt entspannt auf dem Rücken. Die Füße stehen nebeneinander, die Knie sind nach außen gewinkelt. Während das Ausatmens wird das Gesäß angespannt und die Harnröhre, die Scheide und der After verschlossen. Die Knie werden angenähert und schließlich zusammengepresst. Beim Einatmen wird die Spannung der Muskulatur gelöst. Danach beginnt die Übung erneut (Abb. 18).

Abb. 19 a, b. Übung 3 zum Beckenbodentraining

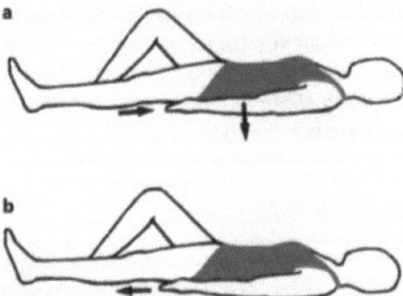

Übung 3: In Rückenlage wird ein Bein aufgestellt, das andere bleibt gestreckt. Beim Ausatmen wird das gestreckte Bein „in den Körper hinein" gezogen und dabei die Harnröhre und Scheide verschlossen. Das Gestreckte Bein soll nicht angehoben werden. Beim Einatmen wird die Spannung wieder gelöst (Abb. 19).

Abb. 20. Übung 4 zum Beckenbodentraining

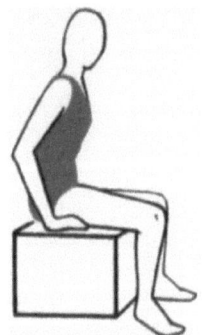

Übung 4: In sitzender Haltung (Stuhl, Hocker) liegt die Belastung des Körpers auf dem Beckenboden. In dieser Position werden After, Scheide und Harnröhre zusammengekniffen und die so entstehende Spannung ca. 15 s gehalten. Beim Einatmen löst sich die Spannung auf (Abb. 20).

Abb. 21. Übung 5 zum Beckenbodentraining

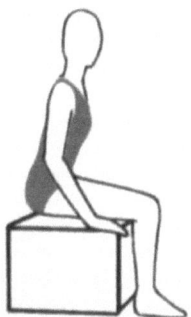

Übung 5: Die Patientin sitzt nach vorn gelehnt mit hohlem Rücken auf einem Stuhl. Der Beckenboden (Scheide, Harnröhre, After) werden für 15–20 s kräftig angespannt. Beim Einatmen löst sich die erzielte Spannung (Abb. 21).

Abb. 22. Übung 6 zum Beckenbodentraining

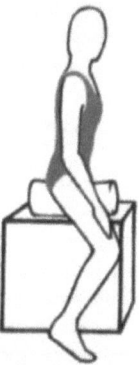

Übung 6: Die Patientin sitzt im Reitersitz über einer festen Kissenrolle auf einem Stuhl oder Hocker. In dieser Position werden die Übungen 4 und 5 wiederholt. Dabei soll das Gefühl entstehen, mit der Beckenbodenmuskulatur ein Gewicht anzuheben und zu halten (Abb. 22).

In die gleiche Richtung zielt auch das sog. „Konentraining". Hierbei werden die stressinkontinenten Patientinnen angewiesen, verschieden große und schwere ovale Scheideneinlagen in die Vagina einzuführen und durch die Kraft der Beckenbodenmuskeln im Stehen oder im Laufen festzuhalten. Durch zunehmendes Gewicht dieser Konen ist die Kraft der Beckenbodenmuskeln steigerbar (Abb. 23).

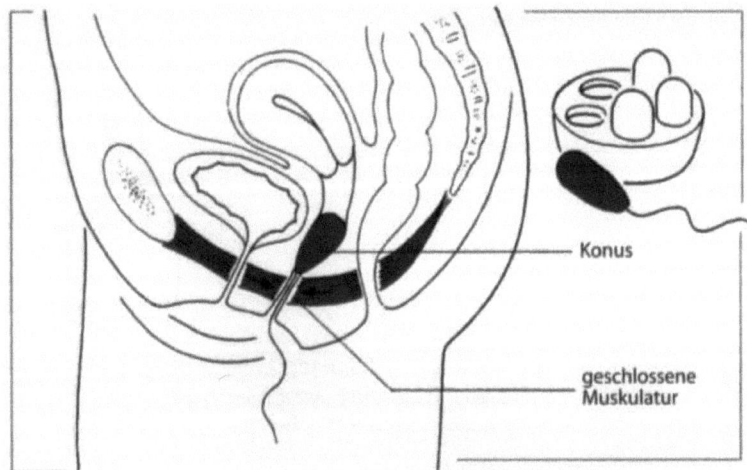

Abb. 23. Training mit Vaginalkonen. (Aus Füsgen und Melchior 1997: Inkontinenzmanual)

2.2
Medikamentöse Behandlung

Die medikamentöse Therapie der Harninkontinenz ist ein weites Feld und kein Medikament, das in diesem Bereich zum Einsatz kommt, kann in allen Fällen bzw. bei allen Formen der Inkontinenz gleichermaßen helfen. Zunächst ist es notwendig, einen evtl. vorhandenen Harnwegsinfekt als Ursache für eine Inkontinenz nachzuweisen und ausreichend mit Antibiotika zu behandeln.

Liegt keine Infektion der Harnwege vor, muss die medikamentöse Therapie nach dem Ergebnis der o. g. Untersuchungen ausgerichtet werden. Man unterscheidet dabei verschiedene Medikamentengruppen:

> a. Medikamente, die die Blase beruhigen und die Kraft des Blasenmuskels schwächen (z. B. Detrusitol, Dridase, Mictonorm, Spasmex, Spasuret),
> b. Medikamente, die den Schließmuskel unterstützen (z. B. Gutron, Tofranil),
> c. Medikamente, die den Blasenmuskel unterstützen und die Kontraktionskraft der Blase erhöhen (z. B. Ubretid).

Die genannten Medikamente haben unterschiedliche Ansatzpunkte und verschiedene mögliche Nebenwirkungsarten, sodass die Behandlung immer durch einen Arzt unter Berücksichtigung der anderen Organfunktionen und möglicher Unverträglichkeiten mit anderen Medikamenten (z. B. bei Bluthochdruck) eingeleitet werden muss.

Am häufigsten werden die Medikamente der Gruppe a eingesetzt, die in der Regel gut vertragen werden. Bei einer Unverträglichkeitsreaktion auf ein bestimmtes Medikament sollte ein anderes Medikament derselben Gruppe versucht werden, wenn z. B. eine Dranginkontinenz vorliegt. Erst wenn eine medikamentöse Therapie nicht möglich ist, kann eine Operation erwogen werden.

2.3
Reizstrombehandlung

Die Reizstrombehandlung bei unwillkürlichem Harnverlust ist in Deutschland wenig verbreitet. In den 50er Jahren wurde die Elektrotherapie der Harnblase über einen Blasenkatheter durch Katona in Budapest erstmals angewendet.

Die Erfolge dieser Therapie bei Dranginkontinenz liegen zwischen 50 und 80%, wobei die Behandlung in der Regel mehrmals wöchentlich ambulant in einem entsprechenden Zentrum durchgeführt werden muss. Eine Anwendung dauert etwa 90 min. Auch bei geschwächtem Blasenmuskel durch Überdehnung oder nach Operationen im Beckenbereich wird diese Form der Reizstrombehandlung mit Erfolg angewendet.

Eine andere Form der Reizstromtherapie zielt direkt auf den Blasenschließmuskel ab. Hier wird bei weiblichen Patienten über eine Scheidensonde (einzuführen wie ein Tampon) und bei männlichen Patienten über einen Afterstöpsel (einzuführen wie ein Zäpfchen) der Reizstrom dirkt auf die Muskelgruppen geleitet, zu denen der Blasenschließmuskel gehört. Hierdurch soll eine Kräftigung des Blasenschließmuskels erreicht werden. Der Behandlungserfolg ist derzeit noch nicht vollständig beurteilbar, der Vorteil dieser Therapie beruht jedoch auf der Anwendung in häuslicher Umgebung und fehlenden Nebenwirkungen.

Wenn bei Schließmuskelschwäche eine solche Therapie ärztlich verordnet wird, können die Therapiegeräte ausgeliehen werden; die Kosten werden in der Regel nach Rücksprache von den Krankenkassen übernommen. Voraussetzung für eine Reizstrombehandlung ist die grundsätzlich vorhandene Funktion von Blasen- oder Schließmuskel. Wurde durch eine entsprechende Untersuchung die völlige Funktionslosigkeit des Schließmuskels festgestellt, sollte eine Operation (z. B. Einpflanzung eines künstlichen Schließmuskels) erwogen werden.

Eine noch in Erprobung befindliche Form der Reizstrombehandlung ist die Therapie der zur Blase führenden Nervenbahnen. Die Form der Behandlung wird bisher mit Erfolg nur bei Dranginkontinenz eingesetzt.

Wenn eine ansonsten nicht zu therapierende Form der Dranginkontinenz vorliegt, kann durch eine Probestimulation der im Bereich des Kreuzbeins gelegenen Nervenbahnen getestet werden, ob die Patientin für diese Behandlung infrage kommt. Ist dies der Fall, werden die zur Reizung der Nerven notwendigen Elektroden und der Schrittmacher durch einen kleinen Schnitt in den Körper eingepflanzt. Der Schrittmacher kann durch ein Steuergerät von außerhalb des Körpers eingestellt werden.

2.4
Operative Behandlung

Die operative Behandlung eines unwillkürlichen Harnverlustes steht immer an letzter Stelle der Therapiemöglichkeiten. Erst wenn z. B. bei einer Dranginkontinenz alle anderen Behandlungen erfolglos waren, sollte eine Operation erwogen werden. Da eine Fülle von Operationstechniken für die einzelnen Formen der Harninkontinenz vorliegen, möchten wir hier zunächst die grundsätzlichen Prinzipien der verschiedenen Operationsarten darstellen.

Bei der Stressinkontinenz, also der Schließmuskelschwäche, zielt die Operationstechnik immer auf eine Verstärkung der Schließmuskelkraft ab. Bei weiblichen Patienten mit Stressinkontinenz zeigen die Untersuchungen oft eine Verlagerung der verschiedenen Organe im Becken: Die Harnblase und die Gebärmutter sinken nach hinten ab, der Darm wölbt sich nach vorne in die Scheide vor und die Scheide selbst kann von einer Senkung betroffen sein. Ziel der Operationstechniken in solchen Fällen ist es, die normale Lage der Organe im Becken wiederherzustellen. Dies kann durch Operationen von der Scheide aus oder durch einen Schnitt am Unterbauch erreicht werden.

Ein wesentlicher Fortschritt scheint im kürzlich in Schweden entwickelten Verfahren des „tension free vaginal tape" (TVT) erreicht zu werden. Bei noch ungenügender Langzeiterfahrung wurden von dem Erfinder Professor Ulmsten Erfolgsraten von mehr als 80% nach 4 Jahren beschrieben.

Liegt bei normaler Schließmuskelfunktion eine Dranginkontinenz durch erhöhte „Krampfbereitschaft" des Blasenmuskels oder reduziertes Fassungsvermögen der Blase vor, zielen die möglichen Operationstechniken auf eine Vergrößerung der Harnblase mit gleichzeitiger Schwächung des Blasenmuskels ab. Hier kann entweder ein Anteil Dünndarm als Erweiterung auf die Blase genäht werden oder die Blase nach fast vollständiger Entfernung durch eine Darmblase ersetzt werden. Sehr selten muss man sich v. a. bei älteren und voroperierten Patienten zu einer kompletten Harnumleitung – möglicherweise mit Seitenausgang am Unterbauch – entschließen.

Eine Indikation zur Operation sind die vollständigen Störungen der Schließmuskelfunktion (Stressinkontinenz Grad 3, komplette Inkontinenz). Hier bieten sich nur zwei Wege an, will man die lebenslange Versorgung des Betroffenen mit Inkontinenzhilfsmitteln wie Gummihosen, Kondomurinalen, Kathetern o. ä. vermeiden.

Zum einen kann dem Patienten ein künstlicher Schließmuskel eingepflanzt werden (Abb. 24), zum anderen kann der Urin oberhalb der Harnblase durch einen Seitenausgang abgeleitet werden. Dabei gibt es wie nach der Blasenentfernung bei Blasenkrebs die Möglichkeit, eine „Ersatzblase" zu bilden, die vom Patienten über die Einlage eines Katheters mehrmals täglich selbst entleert wird. Der Betroffene ist nach einer solchen Operation ebenso wie nach der Einpflanzung eines Schließmuskels äußerlich unversehrt, da die Öffnung für den Katheter in der Regel in den Bauchnabel gelegt wird. Ist diese Art der Operation nicht möglich und eine Versorgung des Patienten mit Vorlagen, Kathetern oder Kondomurinalen nicht zumutbar, kann ein Seitenausgang für den Urin gelegt werden.

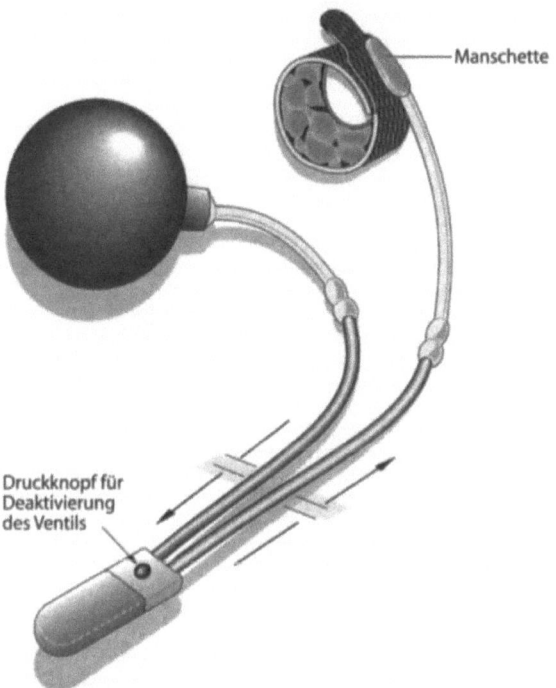

Abb. 24. Künstlicher Blasenschließmuskel AS 800. Die Manschette (Cuff) wird um den Blasenhals oder beim Mann um die hintere Harnröhre gelegt. Über eine kleine Pumpe, die beim Mann in den Hodensack und bei der Frau in die Schamlippe gelegt wird, kann die Manschette entleert und die Flüssigkeit in den Speicherballon gepumpt werden. Nach dem Wasserlassen füllt sich die Manschette von selbst wieder, und die Harnblase ist wieder verschlossen

Die weitaus eleganteste Lösung ist jedoch der künstliche Blasenschließmuskel, der bei fast jeder Form der kompletten Harninkontinenz implantiert werden kann (Abb. 24). Das System besteht aus einer weichen Manschette, die entweder direkt um den Blasenausgang oder beim Mann auch um den Beginn der Harnröhre gelegt wird, sowie aus einem kleinen Flüssigkeitsbehälter und einem Ventil mit Pumpe, die bei Frauen in eine Schamlippe und beim Mann in den Hodensack eingelegt wird. Durch Betätigung des Ventilmechanismus wird die Flüssigkeit aus der Manschette in den Behälter verlagert, so daßsodass die Manschette den Blasenausgang freigibt und der in der Blase vorhandene Urin abfließen kann. Nach einigen Minuten fließt die Flüssigkeit von selbst aus dem Behälter in die Manschette zurück und sorgt für einen erneuten Verschluss der Blase. Die Einpflanzung dieses Systems, das vor etwa 30 Jahren in Amerika entwickelt wurde, ist inzwischen zur Routine geworden. Trotzdem muss bei etwa 30% der Patienten mit einem zweiten Eingriff wegen Infektion des Systems oder zur Korrektur eines Teiles gerechnet werden. Die Kosten des künstlichen Schließmuskels und der Operation werden bei entsprechender Notwendigkeit in der Regel von den Krankenkassen übernommen.

Teil E

Pflegerische Versorgung bei Harninkontinenz

E

1
Ernährungs- und Trinkverhalten

Generelle Empfehlungen für ein Ernährungs- und Trinkverhalten bei Inkontinenten erscheinen nicht sinnvoll. Viele Betroffene, besonders ältere Menschen, nehmen aus Angst einzunässen keine ausreichende Flüssigkeitsmenge zu sich. Ein Erwachsener benötigt im Normalfall täglich ca. 2–2 1/2 l Flüssigkeit. Ein kleinerer Teil wird dabei über die Nahrung aufgenommen, aber die tägliche Trinkmenge sollte 2 l möglichst nicht unterschreiten. Dabei ist die Auswahl der Getränkes wichtig. Harntreibende Getränke wie Kaffee, Tee, Bier und andere Alkoholika sollten nur dann eingenommen werden, wenn die jeweilige Situation es zulässt (Toilette in der Nähe, häusliche Umgebung).

Es sollte auch bei Inkontinenten immer eine Flüssigkeitsmenge von ca. 2 l pro 24 h erreicht werden. Lediglich bei bestimmten zusätzlichen Erkrankungen wie der Herzschwäche oder einer starken Einschränkung der Nierenfunktion kann diese Trinkmenge zu groß sein.

Wichtiger für den Umgang mit Inkontinenz ist die richtige Verteilung der Trinkmenge über den Tag und die Anpassung an den Ablauf des Tages. Bei jeder Flüssigkeitsaufnahme sollte der Zeitpunkt und die getrunkene Menge berücksichtigt werden und eine Anpassung an die jeweilige Situation (am Arbeitsplatz, zu Hause etc.) stattfinden. Liegt z. B. eine Dranginkontinenz vor, die mit Hilfe von Medikamenten unter Kontrolle ist, sollte am Arbeitsplatz – ohne die Möglichkeit, sofort eine Toilette aufzusuchen – nur eine überschaubare Menge Flüssigkeit getrunken werden, während der tägliche Flüssigkeitsbedarf dann zu Hause zu decken ist.

Liegt auch eine nächtliche Inkontinenz vor, muss von der Aufnahme größerer Trinkmengen nach 18.00–19.00 Uhr abgeraten werden. Zusätzlich sollte der Betroffene vor dem zu Bett gehen die Blase in aller Ruhe vollständig entleeren. Sind diese Maßnahmen nicht ausreichend, um nachts Trockenheit herbeizuführen, kann ein zusätzliches Wasserlassen im Verlauf der Nacht notwendig werden. Der Betroffene muss sich dann einen Wecker stellen.

Zusätzlich sollten flüssigkeitsreiche Nahrungsmittel wie z. B. Wassermelonen nicht abends gegessen werden, damit die dadurch erhöhte Urinausscheidung nicht eine nächtliche Inkontinenz fördert.

2
Heil- und Hilfsmittel

Das Angebot an Inkontinenzhilfsmitteln umfasst eine Reihe von verschiedenen Produkten, die entsprechend der verschiedenen Formen von Inkontinenz konzipiert sind. So kann der Betroffenen hohe Sicherheit hinsichtlich eines unwillkürlichen Harnverlustes in der Öffentlichkeit erreichen. Meist werden die Kosten für diese Hilfsmittel von den Krankenkassen übernommen.

Für die Wahl des richtigen Hilfsmittels hat es sich als sinnvoll erwiesen, die Menge des unwillkürlich abgehenden Urins und die jeweilige Situation des Urinverlustes zur Grundlage für die Auswahl des geeigneten Produktes zu nehmen.

Die Menge des unwillkürlich abgehenden Urins wird festgestellt, indem eine Vorlage vor und nach dem Gebrauch abgewogen wird (z.B. auf einer Küchenwaage) und die Gewichtszunahme (in g=Urinverlust in ml) zusammen mit der Zeit der Benutzung notiert wird. Daneben sind bei der Wahl des Hilfsmittels die Art und Situation des Urinverlustes, die Menge des Urinverlustes und die körperliche Situation des Betroffenen (Alter, Mobilität, Behinderungen) wichtig. Eine stessinkontinente Patientin, die über Tag normalerweise mit einer Slipeinlage auskommt, kann z.B. in der Nacht oder bei besonderen Anlässen (Reise) auf ein stärker absorbierendes Produkt angewiesen sein.

Zur besseren Auswahl und Beurteilung der verschiedenen Hilfsmittel wurde eine Einteilung nach der primären Funktion vorgenommen (Tabelle 1).

Alle Inkontinenzhilfsmittel sollten eine Reihe von Bedingungen erfüllen, um für den Anwender gut einsetzbar zu sein. Die nachfolgend beschriebenen Kriterien können auch als Maßstab bei der Auswahl des jeweils richtigen Produktes betrachtet werden. Die Aufnahmekapazität des Hilfsmittels muss dem Grad des Urinverlustes angepasst sein. Ist diese Bedingung erfüllt, sollte das Produkt die Sicherheit des Betroffenen in jeder Situation steigern und so zu körperlichem

Tabelle 1. Einteilung der Inkontinenzhilfsmittel

Urinaufsaugende Hilfsmittel (Hauptbestandteil: Zellstoff)	Urinabsorbierende Hilfsmittel (Hauptbestandteil: chemisches Absorbens)
Binden, Vorlagen	Binden, Vorlagen
Slipeinlagen	Einlagen
Tropfenfänger	Tropfenfänger
Windelhosen	Windelhosen
Betteinlagen	Betteinlagen
Unterlagen	Unterlagen
Urinableitende Hilfsmittel	Wiederverwendbare Hilfsmittel
Einmal- oder Dauerkatheter	Gummihosen
Suprapubischer Blasenfistelkatheter	Betteinlagen
Kondomurinal	Urinflaschen

Wohlbefinden beitragen. Alle Hilfsmittel müssen auch bei mehrstündiger Anwendung einen gleichbleibenden Tragekomfort aufweisen. Sie sollten auch unter eng anliegender Kleidung nicht zu sehen ein und bei körperlicher Bewegung keine Geräusche (Knistern, Rascheln) verursachen. Innerhalb der vom Hersteller angegebenen Tragezeit bzw. innerhalb der Speicherkapazität muss eine Geruchsbildung ausgeschlossen sein. Der Betroffene muss auf rechtzeitigen Wechsel der Produkte achten, um die Speicherkapazität nicht zu überschreiten. Die dem menschlichen Körper anliegenden Anteile der Hilfsmittel dürfen keine Allergien auslösen. Mechanische Reizungen der Haut im Bereich von Klebestreifen, Falzkanten oder Verschlüssen dürfen auch bei mehrstündigem Tragen des Hilfsmittels nicht auftreten. Die Produkte sollten leicht anzuwenden sein. Die Verpackung sollte Hinweise auf die richtige Art der Verwendung, die Tragezeit und die Speichermenge enthalten. Nach Möglichkeit sollte die Erstattungsfähigkeit der Hilfsmittel durch die gesetzlichen Krankenkassen gegeben sein.

Nachfolgend werden die einzelnen Arten von Hilfsmittel kurz vorgestellt, um den inkontinenten Patienten die Auswahl des für sie richtigen Produktes zu erleichtern.

2.1
Aufsaugende Hilfsmittel

Die heute noch vielfach gebräuchlichsten Vorlagen bestehen im Saugbereich hauptsächlich aus Zellstoff, der auf der Innenseite von einem wasserabweisenden Vlies überzogen ist. Die Außenseite wird von einer wasserabweisenden Schutzschicht gebildet.

Ähnlich hergestellt sind Windeln aus fortlaufendem Material, die dann individuell angepasst werden. Problematisch ist bei fortlaufendem Material die Stabilität am Körper. Gleichzeitig besteht bei allen Hilfsmitteln aus Zellstoff die Gefahr der Durchfeuchtung und der Rückführung von Feuchtigkeit an die Haut. Über die Bildung einer sog. feuchten Kammer kann die betroffene Genitalhaut dann gereizt werden. Das hier entstehende feucht-warme Milieu ist eine idealer Nährboden für Bakterien und Pilze, sodass oftmals Infektionen der Haut resultieren. Deshalb sollten diese Hilfsmittel nur bei geringer Inkontinenz und nur für kurze Zeit verwendet werden.

2.2
Absorbierende Hilfsmittel

Absorbierende Hilfsmittel enthalten im Saugbereich sog. Polyacrylate, die mit den Wassermolekülen des Urins reagieren und so ein quellendes Gel bilden (Abb. 25). Die Wassermoleküle werden vollständig gebunden. So lange dieser Prozess abläuft und die Speicherkapazität des Absorbers nicht erschöpft ist, herrscht im Inneren des Hilfsmittels Trockenheit. Polyacrylate haben die Fähigkeit, Wasser bis zum 20fachen des eigenen Volumens zu speichern. Hilfsmittel dieser Art sind bis zu 25% dünner als zellstoffhaltige Produkte. Damit verbessern sich die Trage-

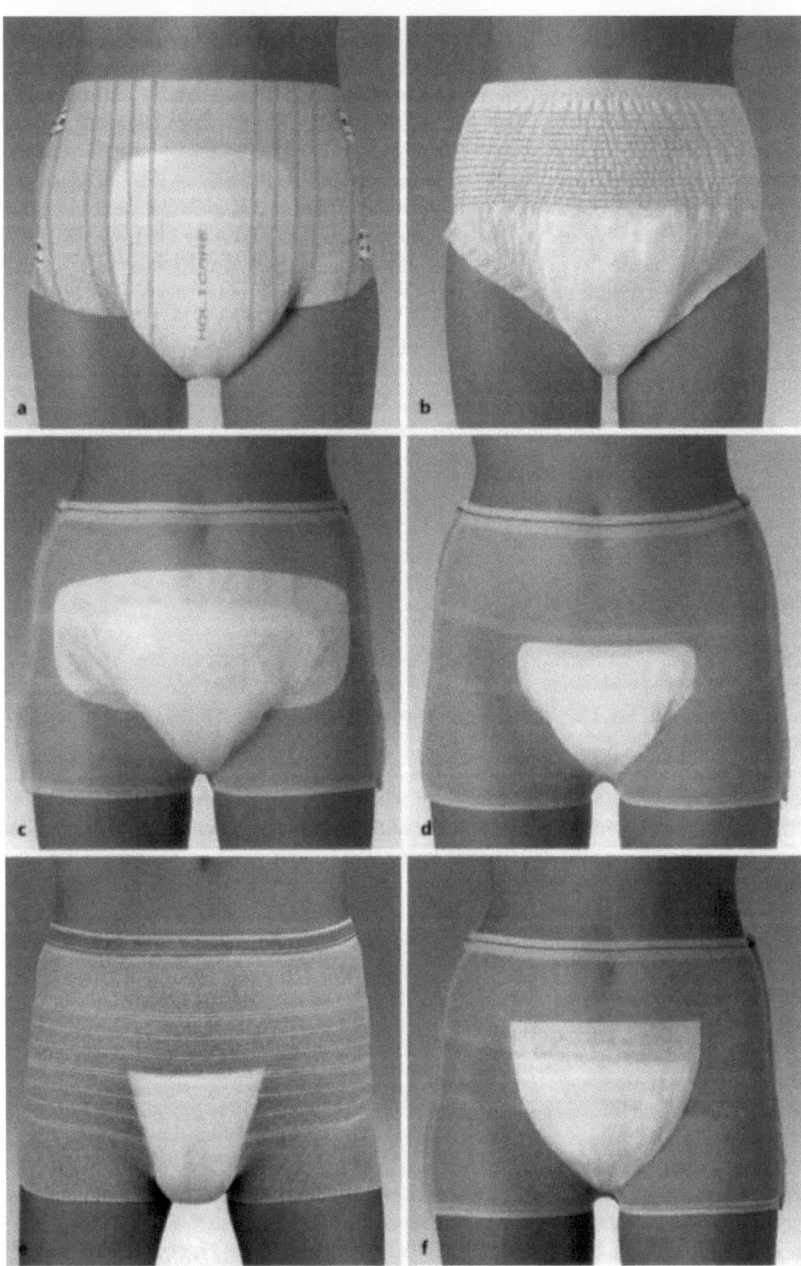

Abb. 25 a–f. Verschiedene Formen der absorbierenden Inkontinenzhilfsmittel

eigenschaften für den Anwender erheblich. Bei richtiger Anwendung ist eine Durchfeuchtung des Produktes und eine Rücknässung der Haut und Genitalhaut nahezu ausgeschlossen. Eine wasserundurchlässige Außenschicht ermöglicht einen sicheren Schutz der darüber liegenden Bekleidung. Die meisten Hilfsmittel weisen neben dem Absorbermaterial seitliche Bündchen zur Stabilisierung am Körper. Die Befestigung der Hilfsmittel in der Unterwäsche erfolgt meist durch Klebestreifen auf der Außenseite. In jedem Fall sollte die Art des Inkontinenzhilfsmittels mit dem betreuenden Arzt abgesprochen werden und die Erstattungsfähigkeit vor Bestellung größerer Mengen mit der Krankenkasse geklärt sein.

2.3
Tropfenfänger

Bei männlichen Betroffenen mit leichten Inkontinenzformen werden Produkte angeboten, die zuverlässigen Schutz gegenüber einer Durchnässung der Bekleidung gewährleisten. Diese Einlagen passen sich durch ihre Form gut dem männlichen Genitale an. Die notwendige Fixierung wird durch die Verwendung von enganliegenden Unterhosen erreicht, die von den verschiedenen Herstellern dieser Produkte mitgeliefert werden. Geeignet sind diese Systeme für Patienten, die z. B. nach einer Operation oder Entzündung unter Nachträufeln nach dem Wasserlassen leiden. Die Produkte sind nicht geeignet, größere Urinmengen aufzufangen.

2.4
Geformte Vorlagen

Für mittlere und schwerere Inkontinenzformen werden am häufigsten geformte Vorlagen verwendet. Diese Einlagen können durch eine körperangepasste Form im Genitalbereich gut adaptiert werden. Unterschiedliche Größen und Saugstärken erleichtern die Anpassung dieser Hilfsmittel an die bestehende Inkontinenzsituation und die jeweilige körperliche Versorgungslage. Geformte Vorlagen werden durch mitgelieferte enganliegende Unterhosen am Körper fixiert. Die Hilfsmittel sollten immer korrekt angelegt werden, da die Auslaufsicherheit bei spontanem Abgang größerer Urinmengen die Auffangkapazität im zentralen Saugbereich überschreiten kann.

2.5
Inkontinenzhosen

Absorbierfähige Inkontinenzhosen sollten bei mittelschwerer und schwerer Harninkontinenz verwendet werden. Diese Hilfsmittel ermöglichen einen „Rundumschutz". Das zentrale Saugkissen ist für eine größere Speicherkapazität ausgerichtet. Eine anatomiegerechte Form mit elastischem Beinabschluss und die Fixierung durch 4–6 Klebestreifen gewährleisten ein hohes Maß an Auflaufsicherheit und eine einfache Handhabung. Durch die wie bei Kinderwindeln wiederverwendbaren Klebestreifen kann die Inkontinenzhose bei Bedarf einfach geöffnet und wieder verschlossen werden. Die zu wählende Größe orientiert sich am Leibesumfang des Betroffenen. Auch bei diesen Systemen sollte auf regelmäßigen Wechsel vor Erreichen der Speicherkapazität geachtet werden, da sich sonst durch Bildung einer „feuchten Kammer" Hautreizungen und -infektionen einstellen können. Nachteile dieser Inkontinenzhilfsmittel sind die relativ hohen Kosten und die Sichtbarkeit unter enger Kleidung. Die Geräuschentwicklung bei körperlichen Bewegungen ist deutlich höher als bei anderen Systemen.

2.6
Textile Inkontinenzsysteme

Diese Hilfsmittel sind als enganliegende Unterhosen konzipiert. Gummizüge am Bund und den Beinabschlüssen ermöglichen einen sicheren Sitz. Die Produkte bestehen aus einer hypoallergenen Innenschicht sowie einer wasserundurchlässigen äußeren Schicht, in der Regel aus Kunststoff oder Gummi. Die Außenseite besteht wieder aus einem Textilgewebe. In diese Inkontinenzhose werden dann aufsaugende oder absorbierende Einlagen gelegt. Die Inkontinenzhosen sind waschbar und wieder verwendbar. Für geringe Inkontinenz sind Systeme erhältlich, die nur im Scham- und Schrittbereich mit wasserundurchlässigen Schichten ausgerüstet sind.

2.7
Aufsaugende Betteinlagen

Zum Schutz gegen nächtliche Inkontinenz oder bei bettlägerigen Patienten werden Bettunterlagen verwendet. Der Saugkörper einer Unterlage besteht meist aus Zellstoff, der körperseitig von einem Vlies und bettseitig von einer wasserundurchlässigen Kunststoffschicht umgeben ist. Die Einmalunterlage ist allseitig verschweißt. Der Urin sickert durch die Vlieslage und wird in der Zellstoffschicht aufgefangen. Bei richtiger Lagerung des Patienten auf der Unterlage wird das Bett gut geschützt und nicht nass. Für eine wirtschaftliche Anwendung gibt es Bettunterlagen in unterschiedlichen Größen und Ausführungen. Sie sind preiswert und zweckmäßig zur Trockenhaltung von Patient und Bett. Dabei ist ein regelmäßiger Unterlagenwechsel wichtig. Durchnässte Unterlagen führen ebenso wie andere Systeme nach Überschreiten der Speicherkapazität zu Hautreizungen und -schäden.

2.8
Textile Betteinlagen

Diese wasserundurchlässigen Unterlagen bestehen aus Gummi oder Kunststoff mit einer textilen Ummantelung. Die Unterlage dient lediglich zum Schutz des

Bettes gegen Durchfeuchtung und sollte als Ergänzung zu der am Körper getragenen absorbierenden Versorgung benutzt werden. Die Systeme sind wieder verwendbar und waschbar.

2.9 Katheter

Die Katheterversorgung eines inkontinenten Patienten sollte möglichst vermieden werden, da Dauerkatheter nach 72 h immer mit Bakterien infiziert sind und durch eine chronische Entzündung der Blase und Harnröhre zur Blasenschrumpfung und Harnröhrenverengung führen können. Eine Katheterableitung ist aus ärztlicher Sicht immer die letzte aller Möglichkeiten der Versorgung und sollte nur im Notfall oder bei schwerst pflegebedürftigen Patienten über einen längeren Zeitraum angewendet werden.

Die einmalige Entleerung einer vollen Blase kann über einen sog. „Einmalkatheter" erfolgen, der nach einmaligem Gebrauch entsorgt wird. Die Entleerung der Blase durch Selbstkatheterismus mit Einmalkathetern wird von vielen Patienten mit einer Nervenstörung der Blase (z. B. nach Querschnittlähmung) regelmäßig durchgeführt und ist weder schmerzhaft noch gefährlich.

Dauerkatheter werden aus Gummi oder Silikon hergestellt und liegen in vielen unterschiedlichen Stärken vor, da sie vom Säuglingsalter bis zum Erwachsenenalter eingesetzt werden. Der genaue Aufbau ist in Abb. 26 dargestellt.

Ein Dauerkatheter wird nach Desinfektion des Harnröhreneinganges mit Hilfe eines Gleitmittels vorsichtig in die Harnröhre eingeführt und bis in die Blase vorgeschoben. Das Gleitmittel muss einige Minuten vorher in die Harnröhre eingebracht werden, damit das darin enthaltene lokale Betäubungsmittel seine Wirkung entfalten kann. Normalerweise sollte der Patient vom Vorschieben des Katheters kaum etwas bemerken. Die Fixierung des Katheters in seiner endgültigen Lage erfolgt, indem etwas Flüssigkeit in den Ballon an der Spitze eingefüllt wird. Dies geschieht durch den zweiten Katheterschnabel (s. Abb. 26). Der Katheter kann dann nicht von selbst herausrutschen. Zum Entfernen muss zunächst die Flüssigkeit aus dem Ballon wieder abgesaugt werden.

Die Ableitung des Urins erfolgt in sog. Auffangbeutel, die durch eine Steckverbindung fest mit dem Katheter verbunden werden. Die verschiedenen Auffangsysteme werden in einem gesonderten Kapitel dargestellt.

Bei dauerhafter Harnableitung über ein Kathetersystem sollte der Dauerkatheter spätestens alle 3 Wochen gewechselt werden. Wichtig zur Vermeidung von

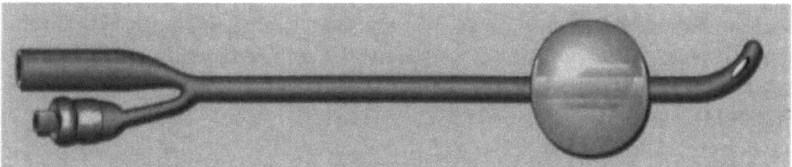

Abb. 26. Aufbau eines Dauerkatheters zur Harnableitung

Komplikationen sind neben absolut steriler Handhabung aller Ableitungsteile die Pflege der Harnröhrenmündung mit desinfizierenden Lösungen.

Ist eine Dauerkatheterableitung bei chronischer Harninkontinenz unvermeidbar, sollte eine zusätzliche medikamentöse Therapie eingeleitet werden, um Infektionen zumindest in einem gewissen Rahmen zu vermeiden. Entweder wird durch Gabe von L-Methionin der Urin in seinem Säuregehalt erhöht (Vorsicht bei Patienten mit Harnsäuresteinleiden!) oder eine abendliche Gabe einer geringen Menge eines Antibiotikums (ein Viertel der normalen Dosis) bedingt nächtliche Harndesinfektion. Grundsätzlich sollte jedoch immer wieder geprüft werden, ob der Katheter nicht durch ein äußeres Versorgungssystem (Windelhose, Kondomurinal) ersetzt werden kann.

Von den Kathetermaterialien sollte bei längerer Dauerkatheterableitung (mehr als 7–10 Tage) trotz des höheren Preises Silikon der Vorzug gegeben werden, da hierbei die Rate der entzündlichen bedingten Komplikationen geringer ist.

2.10
Suprapubische Blasenfistel (Bauchdeckenkatheter)

Ist bei einem chronisch harninkontinenten Patienten eine äußere Versorgung oder Harnableitung nicht möglich, so kann anstelle eines in der Harnröhre liegenden Dauerkatheters eine sog. „suprapubische Blasenfistel" angelegt werden. Hierbei deutet das Wort „suprapubisch" an, dass der Weg zur Harnblase oberhalb (supra) des Schambeins (os pubis) gewählt wird. An dieser Stelle liegt die Harnblase in gefülltem Zustand der Bauchdecke von innen an und kann in lokaler oder allgemeiner Betäubung direkt punktiert werden. Durch eine entsprechend dicke Punktionskanüle wird dann ein Katheter in die Blase vorgeschoben, der entweder durch einen Ballon an der Spitze oder durch eine Annaht an der Bauchhaut in seiner Position gehalten wird.

Der Vorteil eines solchen Versorgungssystems beim Mann ist die fehlende Reizung bzw. Entzündung der Harnröhre, die ja ihrerseits wiederum zu Entzündungen der Nebenhoden und Hoden führen kann. Auch endzündungsbedingte Harnröhrenengen können so vermieden werden.

Beim weiblichen Patienten sind die Vorteile geringer, da die weibliche Harnröhre wesentlich kürzer als die männliche ist und keine direkte Verbindung zu den inneren Geschlechtsorganen hat. Bei beiden Patientengruppen hat sich gezeigt, dass eine bakterielle Besiedelung der Blase nach 4–7 Tagen bei fast allen Patienten trotz sorgfältiger Katheterhandhabung vorliegt.

Eine weitere Voraussetzung zum sinnvollen Einsatz einer Bauchdeckenfistel beim harninkontinenten Patienten ist eine ausreichende Restfunktion des Blasenschließmuskels. Dieser muss in der Lage sein, zumindest einen geringen Verschlussdruck aufzubauen, da der Urin sonst dem geringsten Widerstand folgend weiter durch die Harnröhre und nicht durch den Bauchdeckenkatheter abfließen würde. In diesem Fall wäre der Patient trotz Katheter inkontinent.

2.11
Kondomurinal

Kondomurinale sind Versorgungssysteme, die mit Hilfe einer kondomähnlichen Penishülle aus Latex oder Gummi am männlichen Glied befestigt werden. Die Fixation erfolgt mittels hautfreundlicher Klebestreifen an der Haut des Gliedes. An der Spitze des Urinals befindet sich ein Ableitungsschlauch, der mit einem Ableitungssystem verbunden werden muss. Kondomurinale kommen naturgemäß nur bei inkontinenten Männern zum Einsatz und sind bei zweit- und drittgradiger Stressinkontinenz indiziert (Abb. 27).

Sie stellen eine gute Alternative zur Dauerkatheterableitung dar. Die Vorteile liegen auf der Hand: Der austretende Urin wird sofort in ein Auffangsystem abgeleitet, ohne dass die Kleidung durchnässt werden kann. Das System gibt dem Patienten freie Mobilität und ist unter normaler Bekleidung unsichtbar. Nachteile sind der gelegentlich verrutschende Sitz des Systems am Penis (v. a. bei Patienten mit kleinem Glied) und die durch die Klebefixation hervorgerufenen Hautreizungen. Hierdurch kann das Tragen eines Urinals für mehrere Tage unmöglich werden. Zur Verhinderung des Verrutschens bietet es sich bei Patienten, die auf eine Urinalversorgung zwingend angewiesen sind, an, die Vorhaut operativ zu entfernen.

Alle Kondomurinalträger sollten die Schambehaarung so weit zurückschneiden, dass sie der Fixation des Urinals nicht im Wege ist. Insgesamt betrachtet ist die Urinalversorgung bei männlichen Inkontinenten eine häufig angewendete Form der chronischen Harnableitung, wenn keine andere Therapie infrage kommt (z. B. die Implantation eines künstlichen Schließmuskels).

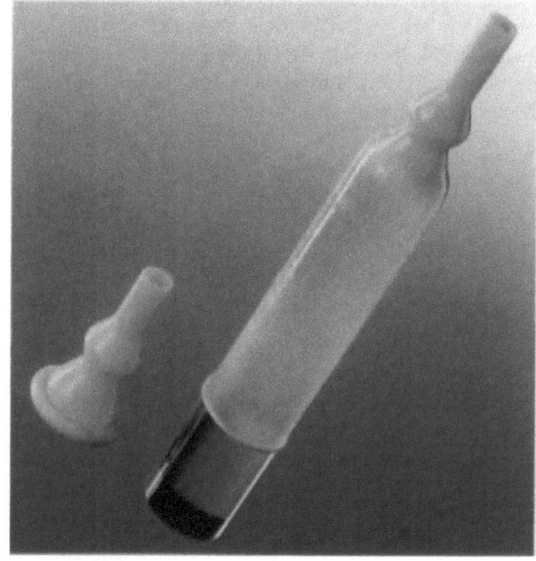

Abb. 27. Kondomurinal. Nach Anlegen an den Penis erfolgt eine Urinableitung in ein Beutelsystem, das am Körper, meist am Bein, getragen wird

2.12
Penisklemme, Penisbändchen

Beide Systeme haben den gleichen Ansatzpunkt: Durch eine milde Kompression der Harnröhre im Bereich des Penisschaftes wird ein Austreten von Urin verhindert. Die Blase und die hintere Harnröhre dienen als Speicherplatz, die fehlende Schließmuskelfunktion wird von der Penisklemme übernommen. Wichtig bei der Anwendung dieses etwas gewöhnungsbedürftigen Systems ist der Hinweis, dass das System unbedingt auf die jeweilige Penisgröße angepasst werden muss und keinesfalls so angewendet werden darf, wie es vom Handel geliefert wird (Abb. 28).

Das Penisbändchen ist ein ähnlich konzipiertes System: Ein etwa 1,5 cm breites weiches Klettband ist an einer Stelle mit einem kleinen, auf der Innenseite liegenden Ballon versehen. Dieser Ballon wird genau über die Harnröhre auf der Unterseite des Gliedes plaziert und nach Anlegen des Klettbandes mit Hilfe einer kleinen Pumpe entfaltet. Der Ballon drückt dann die Harnröhre zu, was den gleichen Effekt hat wie die Penisklemme.

2.13
Auffangsysteme

Alle Harnableitungssysteme benötigen für die Versorgung über Tag und bei Nacht verschiedene Urinsammelsysteme. In der Regel werden verschiedene Beutelsysteme verwendet, die tagsüber am Körper getragen und nachts am Bettgestell befestigt werden.

Die Tagsysteme sollen so unter der Kleidung getragen werden können, dass sie nicht sichtbar sind. Trotzdem muss die Speicherkapazität für mehrere Stunden ausreichend sein. Die Befestigung am Körper muss derart sein, dass der Urin immer einem Gefälle folgend in den Auffangbeutel abfließt, aber auch der gefüllte Beutel sicher fixiert ist.

Abb. 28. Penisklemme

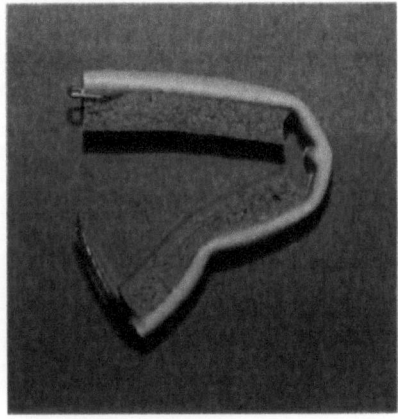

2.11
Kondomurinal

Kondomurinale sind Versorgungssysteme, die mit Hilfe einer kondomähnlichen Penishülle aus Latex oder Gummi am männlichen Glied befestigt werden. Die Fixation erfolgt mittels hautfreundlicher Klebestreifen an der Haut des Gliedes. An der Spitze des Urinals befindet sich ein Ableitungsschlauch, der mit einem Ableitungssystem verbunden werden muss. Kondomurinale kommen naturgemäß nur bei inkontinenten Männern zum Einsatz und sind bei zweit- und drittgradiger Stressinkontinenz indiziert (Abb. 27).

Sie stellen eine gute Alternative zur Dauerkatheterableitung dar. Die Vorteile liegen auf der Hand: Der austretende Urin wird sofort in ein Auffangsystem abgeleitet, ohne dass die Kleidung durchnässt werden kann. Das System gibt dem Patienten freie Mobilität und ist unter normaler Bekleidung unsichtbar. Nachteile sind der gelegentlich verrutschende Sitz des Systems am Penis (v. a. bei Patienten mit kleinem Glied) und die durch die Klebefixation hervorgerufenen Hautreizungen. Hierdurch kann das Tragen eines Urinals für mehrere Tage unmöglich werden. Zur Verhinderung des Verrutschens bietet es sich bei Patienten, die auf eine Urinalversorgung zwingend angewiesen sind, an, die Vorhaut operativ zu entfernen.

Alle Kondomurinalträger sollten die Schambehaarung so weit zurückschneiden, dass sie der Fixation des Urinals nicht im Wege ist. Insgesamt betrachtet ist die Urinalversorgung bei männlichen Inkontinenten eine häufig angewendete Form der chronischen Harnableitung, wenn keine andere Therapie infrage kommt (z. B. die Implantation eines künstlichen Schließmuskels).

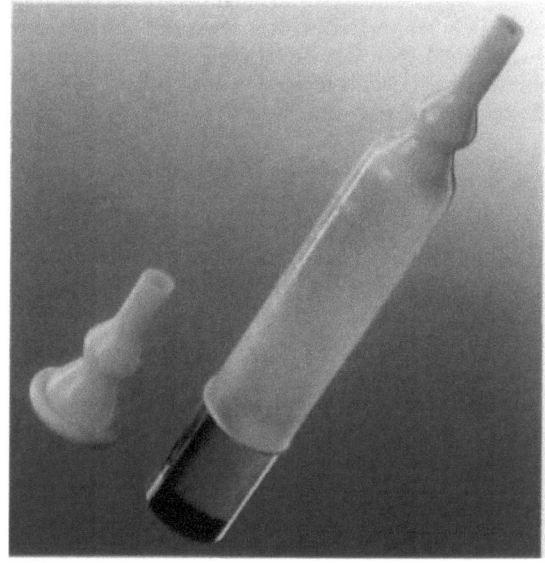

Abb. 27. Kondomurinal. Nach Anlegen an den Penis erfolgt eine Urinableitung in ein Beutelsystem, das am Körper, meist am Bein, getragen wird

2.12
Penisklemme, Penisbändchen

Beide Systeme haben den gleichen Ansatzpunkt: Durch eine milde Kompression der Harnröhre im Bereich des Penisschaftes wird ein Austreten von Urin verhindert. Die Blase und die hintere Harnröhre dienen als Speicherplatz, die fehlende Schließmuskelfunktion wird von der Penisklemme übernommen. Wichtig bei der Anwendung dieses etwas gewöhnungsbedürftigen Systems ist der Hinweis, dass das System unbedingt auf die jeweilige Penisgröße angepasst werden muss und keinesfalls so angewendet werden darf, wie es vom Handel geliefert wird (Abb. 28).

Das Penisbändchen ist ein ähnlich konzipiertes System: Ein etwa 1,5 cm breites weiches Klettband ist an einer Stelle mit einem kleinen, auf der Innenseite liegenden Ballon versehen. Dieser Ballon wird genau über die Harnröhre auf der Unterseite des Gliedes plaziert und nach Anlegen des Klettbandes mit Hilfe einer kleinen Pumpe entfaltet. Der Ballon drückt dann die Harnröhre zu, was den gleichen Effekt hat wie die Penisklemme.

2.13
Auffangsysteme

Alle Harnableitungssysteme benötigen für die Versorgung über Tag und bei Nacht verschiedene Urinsammelsysteme. In der Regel werden verschiedene Beutelsysteme verwendet, die tagsüber am Körper getragen und nachts am Bettgestell befestigt werden.

Die Tagsysteme sollen so unter der Kleidung getragen werden können, dass sie nicht sichtbar sind. Trotzdem muss die Speicherkapazität für mehrere Stunden ausreichend sein. Die Befestigung am Körper muss derart sein, dass der Urin immer einem Gefälle folgend in den Auffangbeutel abfließt, aber auch der gefüllte Beutel sicher fixiert ist.

Abb. 28. Penisklemme

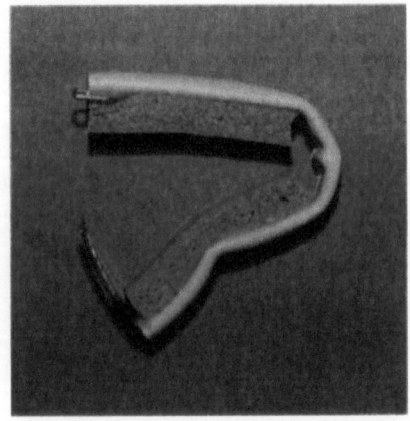

Hierzu bietet sich die Versorgung von Katheter- oder Urinalträgern mit entsprechend vorbereiteter Unterwäsche an. Die verschiedenen Produkte ermöglichen es, den Tagbeutel in einer Tasche an der Außenseite der Unterhose sicher unterzubringen oder in einem zur Unterwäsche getragenen Haltesystem aus Stoff zu tragen. Die Befestigung erfolgt entweder durch die Gummizüge der Unterwäsche oder durch zusätzliche Haltegurte an Hüfte und Oberschenkel. Die Verbindung zum Katheter oder Urinal wird durch einen in der Länge angepassten Verbindungsschlauch hergestellt.

Die Nachtversorgung wird mit Hilfe von speziellen Nachtbeuteln durchgeführt. Diese Systeme haben ein wesentlich größeres Fassungsvermögen als die Tagbeutel (bis zu 2 l). Die Zuleitung dieser Systeme ist so lang, dass eine Verbindung mühelos möglich ist, auch wenn der Betroffene im Bett liegt. Der Nachtbeutel ist mit einer Aufhängevorrichtung ausgerüstet, sodass eine Befestigung an jedem Bett möglich sein sollte. Hierbei ist wiederum auf ein ausreichendes Gefälle zwischen der Höhe der Harnblase beim liegenden Patienten und der Höhe des am Bett fixierten Nachtbeutels zu achten, da es sonst zu Abflussbehinderungen und damit zu Harnwegsinfektionen kommen kann.

Grundsätzlich ist bei Katheterpatienten immer einer geschlossenen Versorgungsform zur Vermeidung zusätzlicher Infektionen der Vorzug zu geben.

Für Betroffene, die nur zeitweilig unter einer Inkontinenz leiden (z.B. bei Dranginkontinenz), können auch offene Ableitungssysteme wie Urinflaschen oder Steckbecken eine Hilfe sein. Die Urinflasche muss dann in erreichbarer Nähe mit einer sicheren Halterung z.B. am Bett angebacht werden, damit sie bei plötzlichem Harndrang sofort erreicht und angelegt werden kann. Ein dauerhaftes Anlegen, etwa für die gesamte Nachtzeit sollte vermieden werden, da es hier sowohl zu Hautschäden im Genitalbereich als auch zum Aus- bzw. Überlaufen der Urinflasche kommen kann.

Ein Steckbecken (Bettpfanne) ist oft ohne die zusätzliche Hilfe einer weiteren Person bei behinderten oder bettlägerigen Patienten nicht einsetzbar. Die genannten Systeme sind im Sanitätshandel erhältlich und können vom behandelnden Arzt bei chronischer Inkontinenz in der Regel verordnet werden.

Informationen über das jeweils am besten geeignete System liefern Sanitätshäuser, Pflegedienste oder andere Betroffene, die über Selbsthilfegruppen erreicht werden können.

3
Körperpflege bei chronischer Harninkontinenz

Entscheidend bei der Körperpflege inkontinenter Patienten ist neben der Art der Inkontinenzversorgung und der individuellen Mobilität die Hautbeschaffenheit im Genitalbereich.

Wird ein bettlägeriger Patient mit einem Windelsystem versorgt, kommt es automatisch zu längeren Kontaktzeiten zwischen der Genitalhaut und der befeuchteten Windel. Wird ein absorbierendes System verwendet und wird die Maximalkapazität der Windel nicht überschritten, besteht die Gefahr einer Hautreizung nur durch die einzelnen Materialien der Windel. Bei Benutzung eines aufsaugenden Windelprodukts liegt der Betroffene nach dem ersten Urinabgang automatisch auf einer angefeuchteten Unterlage. In diesem Fall werden alle Prozesse der Hautschädigung aktiv: Die Haut wird durch die Feuchtigkeit des Urins „aufgeweicht", der Säure- oder Basengehalt des Urins reduziert die Wirkung des hauteigenen Säuremantels und die vorhandenen Bakterien verändern den Harnstoff des Urins zu Ammoniak. Diese chemische Verbindung ist zum einen sehr aggressiv und erzeugt zum anderen den bekannten stechenden Geruch. Des Weiteren bietet das feucht-warme Klima einer aufsaugenden Windel die ideale Bedingung zur raschen Bakterienvermehrung oder Pilzbesiedelung der Haut.

Die Pflege des harninkontinenten Patienten muss darauf abzielen, dieser Situation entgegenzuwirken. Die wichtigsten Maßnahmen sind natürlich die Mobilisation des bettlägerigen Patienten, das Toilettentraining des inkontinenten alten Patienten oder der rechtzeitige Windelwechsel beim inkontinenten Kind. Je kürzer die Kontaktzeiten zwischen Urin und Haut sind, umso weniger Hautschäden können entstehen.

Zum Waschen der Genitalregion sollten nur säureneutrale Reinigungssubstanzen verwendet werden, die gleichzeitig eine Rückfettsubstanz enthalten. Hierdurch wird auch bei mehrmaliger Reinigung am Tag der Säureschutz der Haut nicht zerstört. Desinfizierende Waschlösungen sollten nur bei abwehrgeschwächten Patienten (z.B. bei Chemotherapie) verwendet werden. Nach einer Reinigung des Genitalbereichs sind alle Hautbereiche, auch die Hautfalten, schonend vollständig zu trocknen. Wird dabei ein Fön verwendet, muss die Temperatur auf ca. 20 C eingestellt werden, da es sonst zur Austrocknung der Haut kommt.

Zeigen sich an belasteten Stellen Reizungen (Rötungen), die entweder durch das Versorgungmaterial oder durch Urin ausgelöst wurden, sollten diese Stellen für einige Tage mit einer zinkhaltigen Creme oder Paste abgedeckt werden. Dadurch kann sich die Hautstelle regenerieren und die Creme sorgt für einen sicheren Nässeschutz. Trockene oder häufig gereinigte Hautareale, z.B. Beugefalten in der Leiste sollten regelmäßig mit Fettcreme behandelt werden. Hierzu können einfache duftstoff- und wasserarme Fettcremes (keine Fettmilch oder Lotion) verwendet werden.

Vaseline ist ebenfalls nicht geeignet, da durch diese Fettschicht kein Sauerstoffaustausch möglich ist und durch Verstopfung der Talgdrüsen Entzündungen hervorgerufen werden können.

Liegen schwerere Hautschäden (Geschwürbildung mit Zerstörung der oberen Gewebeschichten, sog. Dekubitus) vor, muss dieses Areal zur Regeneration geschützt und abgedeckt werden. Hierzu existieren eine Reihe von Produkten, die einen Sauerstoffaustausch ermöglichen und Nässe sicher abweisen. Es handelt sich dabei um atmungsaktive Abdeckplatten oder Vliese, die der Größe der Wunde angepasst werden müssen. Der Einsatz solcher „Pflegemittel" sollte mit dem behandelnden Arzt und einer professionellen Pflegekraft besprochen werden. Die Systeme können in der Regel vom Arzt rezeptiert werden.

Wichtiger noch als die Abdeckung ist die Entlastung des wunden Hautareals durch regelmäßige Lagerung des Patienten mit dem Ziel, den Druck des Körpers auf die betroffene Stelle zu vermindern. Die wunden Stellen sollten mehrfach täglich auch der Luft zugänglich gemacht werden, d.h. die Windelsysteme müssen für diesen Zeitraum entfernt werden.

Ist eine solche Behandlung nicht ausreichend oder zeigt sich trotz der adäquaten Behandlung keine Heilungstendenz, sollte der behandelnde Arzt eine chirurgische Behandlung erwägen.

Finden sich Hinweise auf eine Pilzbesiedelung der Haut (besonders in den Beugefalten), sollte zunächst der behandelnde Arzt verständigt oder aufgesucht werden. Hinweise sind neben nässenden Rötungen weißliche oder weißlich-gelbliche Beläge. Die betroffenen Stellen müssen dann mit einer entsprechenden Pilz-Salbe oder -Lotion behandelt werden. Für die allgemeine Körperpflege ist es wichtig, dass hier auf die Verwendung von Seifen ganz verzichtet werden muss. Die betroffenen Stellen müssen der Luft zugänglich sein und stets trocken gehalten werden. Mechanische Reize (Reiben beim Abtrocknen) sind zu vermeiden. Die betroffenen Hautareale sollten mit Einmalwaschmaterial gereinigt werden, das nur einmal und nur hier verwendet wird.

4
Toilettentraining

Unter Toilettentraining versteht man die Anleitung eines harninkontinenten Patienten zum regelmäßigen Toilettengang nach der Uhr, auch ohne Harndrang. Man versucht hierdurch, dem Einnässen zuvorzukommen. Wichtig ist die Kenntnis des Fassungsvermögens der Harnblase vor Eintritt von Harnabgang oder des entsprechenden Zeitintervalls. Vor allem bei älteren Patienten, die durch verschiedene zusätzliche Erkrankungen oder Alterserscheinungen die Blasenfüllung gar nicht oder nicht mehr rechtzeitig wahrnehmen, kann durch ein solches Training ein Einnässen vermieden oder zumindest verringert werden, sodass weiterreichende Maßnahmen, etwa die Katheterversorgung, nicht notwendig werden. Unterstützend wirkt die gleichmäßig über den Tag verteilte Trinkmenge sowie die Reduzierung der Flüssigkeitsaufnahme 2 h vor dem zu Bett gehen bzw. vor größeren Aktivitäten, z. B. enem längerem Spaziergang. Wichtig für ein solches Trainingsprogramm ist v. a. Geduld und Einfühlungsvermögen mit den Betroffenen, da kurzfristige Erfolge hier eher die Ausnahme sind.

5
Blasentraining

Einige Patienten gehen zu selten zur Toilette, d. h. sie warten zu lange, um die Blase zu entleeren. Dieses Fehlverhalten führt zur Überdehnung des Blasenmuskels und damit zur unvollständigen Blasenentleerung. Hier ist es wichtig, die richtige Blasenentleerung wieder einzuüben. Ein Miktionstraining hat das Ziel, das Empfinden der gefüllten Harnblase und des ersten Harndranges wieder bei normaler Füllungsmenge der Blase eintreten zu lassen. Das Führen eines „Miktionstagebuches" – Uhrzeit und, wenn möglich, Menge des gelassenen Urins werden über mehrere Tage aufgeschrieben – durch Verwandte oder den Betroffenen selbst vermittelt einen Eindruck der zugrunde liegenden Störung. Auch unwilkürliches Einnässen muss notiert werden. Idealerweise werden Windeln oder Vorlagen vor dem Anlegen und nach dem Wechseln gewogen, um die Menge des unwillkürlich abgegangenen Urins zu erfassen.

Anhand dieser Informationen kann dann ein Miktionstraining geplant werden.

6
Beckenbodentraining

Liegt eine Stressinkontinenz vor, kann durch das bereits oben beschriebene Beckenbodentraining der Schließmuskelapparat des Betroffenen gekräftigt werden. Hierdurch wird bei leichteren Formen von Schließmuskelschwäche oft eine Heilung oder deutliche Verbesserung der Situation erreicht. Wichtig ist auch hier Geduld und Ausdauer. Die genaue Beschreibung der möglichen Übungen s. Kap. Behandlungsmöglichkeiten bei Harninkontinenz im Erwachsenenalter.

Teil F

Die soziale Situation des harninkontinenten Patienten   F

1
Die Situation des Harninkontinenten in der Gesellschaft

Die Situation des einzelnen Betroffenen ist zunächst von dem Gefühl der Ohnmacht und des Versagens geprägt. Bis heute ist der unwillkürliche Harn- oder Stuhlverlust ein völliges Tabuthema in der gesellschaftlichen Diskussion geblieben. In allen Bevölkerungsschichten wird das Symptom „Harninkontinenz" versteckt und oft nicht einmal mit den engsten Vertrauten, Angehörigen oder dem Hausarzt besprochen. Der Versuch, den Harnverlust vor der Umwelt zu verbergen, lässt die Betroffenen zu Hilfsmitteln greifen, die frei im Handel erhältlich sind. Der Gebrauch der Hilfsmittel wird sorgsam auch vor dem Lebenspartner oder anderen Familienangehörigen verborgen. Die Abfallbeseitigung erfolgt heimlich. Längere Spaziergänge, Theater- oder Kinobesuche werden vermieden oder nur mit Hilfe der heimlich gekauften Vorlagen oder Windeln überstanden. Sportliche Aktivitäten unterbleiben vielfach völlig. Gerade bei älter werdenden Betroffenen ist in einem solchen Fall das Schamgefühl besonders ausgeprägt.

Auch auf körperliche Kontakte oder ein bis dahin glückliches Geschlechtsleben hat Harninkontinenz negative Auswirkungen: Meist werden andere Beschwerden vorgegeben, um eine peinliche Situation zu vermeiden und den möglicherweise sichtbaren Urinabgang zu verbergen. Dabei geraten Zärtlichkeit und körperliche Nähe meist ins Hintertreffen.

Alle hier beschriebenen Verhaltensweisen wurden häufig von Patienten im Rahmen offener Gespräche z. B. in Selbsthilfegruppen geschildert.

Harninkontinenz führt in unserer Gesellschaft leider immer noch zu privater und gesellschaftlicher Isolation, Selbstvorwürfen und reduziertem Selbstwertgefühl durch Vorwürfe von außen. Die oft über lange Zeit durchgeführte Selbstversorgung mit Hilfsmitteln stellt einen erheblichen Kostenfaktor dar, oft mehrere Hundert Mark pro Monat. Die Symptome des unwillkürlichen Harn- oder Stuhlverlustes werden von den meisten Betroffenen als Ausdruck persönlichen Versagens oder als Rückfall in frühkindliche Verhaltensweisen fehlgedeutet. Der Weg zum Arzt und damit zu einem sachlichen Umgang mit Harninkontinenz wird durch Schamgefühl und den Gedanken, es handele sich um ein gottgewolltes Zeichen des Älterwerdens, versperrt.

Innerhalb der Selbsthilfegruppenarbeit wurde oft die Frage nach dem Weg aus der Isolation gestellt. Zur Änderung der persönlichen Situation sollte ein

Betroffener bei sich selbst anfangen und sich klarmachen, dass eine Harninkontinenz kein persönliches Versagen, sondern ein Krankheitszeichen wie Husten oder Rückenschmerzen ist. Hilfreich hierbei sind nach unserer Erfahrung Gespräche mit anderen Betroffenen. Man entdeckt, dass man mit dem Problem nicht allein ist und erfährt, wie andere damit umgehen. Diese Gespräche finden typischerweise in Selbsthilfegruppen statt, die sich zunehmend in den größeren Städten etablieren (Verzeichnis am Ende des Buches). Gespräche in Selbsthilfegruppen können auch über Erfahrungen mit Ärzten, Sanitätshäusern, Krankenhäusern informieren und so dem einzelnen Betroffenen weiterhelfen.

Auch die Gesellschaft für Inkontinenzhilfe mit Sitz in Kassel steht jedem Betroffenen mit Rat und Tat zur Seite.

Ein weiterer wichtiger Ansprechpartner, v. a. wenn es um eine Änderung der Situation geht, ist der behandelnde Hausarzt, Internist, Frauenarzt oder Urologe. Bei kindlicher Inkontinenz wird der Kinderarzt der primäre Ansprechpartner sein.

Wurde die Ursache der Inkontinenz einmal untersucht und die Behandlung begonnen oder zumindest adäquat versorgt, kann auch das klärende Gespräch im familiären oder beruflichen Umfeld gesucht werden. Manch ein Vorgesetzter zeigt sich verständnisvoll, wenn er die Gründe für einen häufigen Toilettengang während der Arbeitszeit erfährt. Die meisten (Ehe)partner sind bei ruhiger Besprechung der bestehenden Erkrankungssituation hilfsbereiter, als der/die Betroffene angenommen hat. Eine Inkontinenz mit all ihren beruflichen und privaten Folgen sollte in keinem Fall als unabänderliches Schicksal hingenommen werden. In jedem Fall sollten die wenig belastenden Basisuntersuchungen durchgeführt und mit einem erfahrenen Therapeuten die Möglichkeiten zur Behandlung besprochen werden. Nur sehr selten wird sich hier kein geeigneter Ansatz zur Behandlung ergeben oder der Betroffene die Risiken der Therapie scheuen. Natürlich kann nicht jede Inkontinenz mit 100%iger Sicherheit beseitigt werden, aber in vielen Fällen lässt sich drch körperliches Training, medikamentös oder operativ eine Verbesserung der Symptome erreichen.

2
Die rechtliche Situation des harninkontinenten Patienten

! Alle im folgenden Kapitel gemachten Angaben repräsentieren den aktuellen Wissensstand des Autors. Hierzu können zwischenzeitlich Änderungen der Gesetzeslage oder anderer Bemessungsgrundlagen eingetreten sein. Die Autoren erteilen Informationen alle *ohne Gewähr*. Die einzelnen Angaben können *nicht* als Grundlage von Anträgen, Forderungen oder juristischen Auseinandersetzungen benutzt werden. Sie dienen lediglich als Informationsgrundlage für Betroffene, die sich in jedem Fall einer Antragsstellung, einer juristischen oder steuerlichen Frage an die zuständigen Stellen ihres Wohnortes oder an entsprechende beratende Berufsgruppen (Rechtsanwälte, Steuerberater) wenden sollten.

2.1
Verschreibungspflicht von Hilfsmitteln, Befreiung von Gebühren

In einem Urteil des Bundessozialgerichtes vom 07.03.1990 (AZ 3 RK 15/89) wurden Feststellungen über die Verordnungsfähigkeit von Heil- und Hilfsmitteln (z. B. zur Inkontinenzversorgung) getroffen.

Danach können Heil- und Hilfsmittel, die im direkten Zusammenhang mit der Behandlung einer Krankheit stehen oder im Rahmen der Therapie von Folgeschäden (Dekubitus, Dermatitis) notwendig werden, rezeptiert und erstattet werden.

Eine Verordnungsfähigkeit ist ebenfalls gegeben, wenn zusätzlich chronische Gesundheitsstörungen vorliegen, sodass ohne Einsatz von Heil- und Hilfsmitteln Folgeschäden eintreten könnten.

Wenn durch den Einsatz von Heil- und Hilfsmitteln eine aktive Teilnahme am gesellschaftlichen Leben ermöglicht werden kann, ist Verordnungs- und Erstattungsfähigkeit ebenfalls möglich.

Verordnungsfähige Inkontinenzhilfsmittel sind Vorlagen, Windeln und Windelhosen, die ein direktes körpernahes Auffangen von Harn und Stuhl gewährleisten.

Krankenunterlagen sind erstattungsfähig, wenn die zur Nachtruhe notwendigen Hilfsmittel nicht ausreichen und die Krankenunterlagen einem wirtschaftlichen, pflegerischen und hygienischen Zweck dienen.

Zur Erstattung von Inkontinenzhilfsmitteln ist eine Verordnung des bahandelnden Arztes mit genauer Indikationsbeschreibung notwendig. Auch die zuständige Krankenkasse sollte vor der Beschaffung der Hilfsmittel bezüglich der Erstattungsfähigkeit befragt werden. Oft liegen hier Informationen zu Qualität, Bezugsquellen und Preis verschiedener Produkte vor. Einzelne Kassen organisieren den Einkauf der Hilfsmittel selbst und können durch die Abnahme großer Mengen günstigere Preise erzielen.

2.1.2
Voraussetzungen zur Beantragung einer Kur

Eine Kur kann beantragt werden, wenn wegen der Art oder Schwere einer Behinderung bzw. Erkrankung oder zur Vermeidung von Folgeerkrankungen eine Kurbehandlung notwendig und sinnvoll erscheint. Eine Kur kann ebenfalls beantragt werden, wenn eine ambulante Versorgung des Betroffenen am Wohnort nicht durchgeführt werden kann oder die Anwendung bestimmter Kurmittel zur körperlichen Wiederehrstellung beiträgt.

Kuren werden ambulant oder stationär in spezialisierten Kurkliniken oder Rehabilitationszentren durchgeführt.

Bei einer ambulanten Kurmaßnahme werden die medizinisch notwendigen Kurmaßnahmen entsprechend der Bewilligung vom Versicherungsträger übernommen. Wenn eine ambulante Kurmaßnahme nicht ausreichend erscheint, kann der Versicherungsträger eine stationäre Kurmaßnahme in einer entsprechenden Rehabilitationsklinik bewilligen. In diesem Fall werden die Kosten komplett bis auf eine tägliche Zuzahlung übernommen.

Zur Bewilligung einer Kurmaßnahme ist eine neutrale ärztliche Untersuchung mit der Feststellung der Notwendigkeit notwendig. Hierbei kann der medizinische Dienst der Sozialversicherung oder ein vom Versicherungträger bestimmter Arzt die notwendigen Untersuchungen durchführen.

Ein Antrag auf Bewilligung einer Kurmaßnahme sollte mit dem behandelnden Arzt abgestimmt und von diesem unterstützt werden.

Primärer Ansprechpartner für einen Kurantrag ist zunächst die zuständige Krankenkasse.

2.1.2
Feststellung einer Behinderung

Die Feststellung einer Behinderung und der jeweils vorliegende Grad der Behinderung (GdB) wird durch die Versorgungsämter der Städte und Kommunen vorgenommen. Antragsvordrucke sind bei den Versorgungsämtern, den Schwerbehindertenfürsorgestellen oder bei den Behindertenverbänden erhältlich.

Das zuständige Versorgungsamt erteilt dann entsprechend dem Ergebnis der ärztlichen Untersuchungen einen Bescheid über die anerkannte Behinderung sowie ihren Grad. Mit dem Antrag können ärztliche Atteste oder Befundberichte eingereicht werden.

Ein derartiges Verfahren ist nicht notwendig, wenn von einer anderen Beurteilungsinstanz eine entsprechende Feststellung getroffen wurde, die Rechtskraft hat (z. B. Rentenversicherungsanstalt oder Berufsgenossenschaft).

2.1.3
Minderung der Erwerbsfähigkeit

Die Minderung der Erwerbsfähigkeit bei Schäden der Harnorgane richtet sich nach dem Ausmaß der Störung der Harnproduktion oder der Harnspeicherung bzw. des Harntransportes. Die vorliegenden Störungen müssen durch Funktionsprüfungen der einzelnen Organe nachweisbar sein. Im Vordergrund der Untersuchungen stehen Nierenfunktionstests, Röntgenuntersuchungen der Nieren mit Kontrastmittel, Untersuchungen der Blasen- und Schließmuskelfunktion und die Blasenspiegelung.

Neben den Störungen am Harntrakt müssen Erkrankungen anderer Organsysteme mit berücksichtigt werden. Hier können dauerhafte Harnwegsinfektionen mit bis zu 10%, dauerhafte Harnwegsinfekte mit starken Beschwerden beim Wasserlassen mit 20–40%, und eine Harninkontinenz je nach Schweregrad mit bis zu 50% Minderung der Erwerbsfähigkeit bewertet werden.

Zusätzlich können Folgeschäden einer Harninkontinenz wie z. B. Hautschäden bei Benutzern von Hilfsmitteln oder eine Blasenentleerungsstörung mit Restharnbildung oder Nachträufeln mit zusätzlichen 10% eingestuft werden. Schwerere Entleerungsstörungen (z. B. bei neurogener Blasenstörung) können entsprechend höher (20–40%) eingestuft werden. Muss eine dauerhafte Urinableitung (Dauerkatheter, Urinalversorgung) durchgeführt werden, kann eine MdE von 50% vertreten werden.

Bei Blasenkrebserkrankungen wird die MdE nach dem Tumorstadium in der Blase, der durchzuführenden Operation bzw. nach dem Folgezustand und dem Heilungsverlauf zuerkannt. Dabei erscheint bei Erhalt der Blase ohne wesentliche

Funktionseinschränkung eine MdE im Beeich von 50% gerechtfertigt. Nach vollständiger Entfernung der Harnblase mit Blasenersatz können 80–100% bemessen werden.

Die hier angegebenen Prozentzahlen sind jedoch nur als ungefähre Richtschnur zu betrachten, da bei jedem Antrag auf MdE individuell und ggf. durch unabhängige Gutachter entschieden werden muss, wie die vorliegende Erkrankungssituation zu bewerten ist.

2.1.4
Gewährung eines Nachteilsausgleiches

Patienten, deren körperliche Situation als Behinderung anerkannt wurde, können eine Reihe von Hilfen zum Ausgleich der entstandenen Kosten beantragen.

2.1.5
Radio und Fernsehgebühren

Schwerbehinderte können beim zuständigen Sozialamt die Befreiung von den Radio- und Fernsehengebühren beantragen.

2.1.6
Telefon

Ist ein Behinderter wegen seiner Situation von der Zahlung der Radio- und Fernsehgebühren befreit, kann eine Minderung der Grundgebühren für einen Telefonanschluss beantragt werden.

Bei besonderer Hilfebedürftigkeit kann das zuständige Sozialamt auf Antrag die Zahlung der Einrichtungsgebühren und der laufenden Grundgebühren für einen Fernsprechanschluss bewilligen.

2.1.7
Lohn- und Einkommensteuer

Bei außergewöhnlichen finanziellen Belastungen durch körperliche Behinderung kann beim zuständigen Finanzamt ein steuerfreier Pauschalbetrag beantragt werden. Die Höhe richtet sich dabei nach dem Grad der Behinderung (mindestens 50%). Dabei wird die sonst zumutare Eigenbelastung nicht angerechnet. Bei behinderten Kindern kann der Pauschalbetrag von den Eltern beantragt werden.

Auch tatsächlich entstandene Aufwendungen können geltend gemacht werden. Hierbei wird dann eine zumutbare Eigenbelastung, die sich nach den Gesamteinkünften und dem Familienstand richtet, in Abzug gebracht.

Neben den regelmäßigen Aufwendungen zur Versorgung der bestehenden Behinderung können durch einen akuten Anlass verursachte außerordentliche Krankheitskosten als Sonderausgaben bei der Lohn- und Einkommenssteuer steuermindernd geltend gemacht werden.

Daneben können bei der Berechnung der Lohn- und Einkommensteuer als Sonderausgaben geltend gemacht werden:

- Aufwendungen für eine Haushaltshilfe,
- Kosten für hauswirtschaftliche Dienstleistungen bei Pflegeheimunterbringung,
- Fahrten zwischen Wohnung und Arbeitsstätte (bei Einschränkung der Bewegungsfeiheit im Straßenverkehr),
- Privatfahrten (bei Schwerbehinderung, GdB ab 80%),
- Aufwendungen für eine Kur.

Weitere Vergünstigungen bestehen bei der Umsatz-, Vermögens,-Erbschafts- und Schenkungssteuer.

2.1.8
Grundsteuer

Wird eine Immobilie mit Hilfe einer Kapitalabfindung nach dem Bundesvesorgungsgesetz oder dem Rentenkapitalisierungsgesetz erworben, kann eine Grundsteuerermäßigung beantragt werden. Dabei wird die Höhe der Grundsteuer um die Kapitalabfindung gemindert. Diese Steuerminderung kann für 10 Jahre beantragt werden.

2.1.9
Wohnungsbauförderung

Bei der Vergabe von öffentlichen Mitteln werden bei der Wohnungsbauförderung höhere Einkommensgrenzen für Behinderte zugrunde gelegt. Darüber hinaus können finanzielle Mittel beantragt werden, wenn durch die Behinderung besondere bauliche Maßnahmen notwendig werden. Anträge können bei den zuständigen Ämtern für Wohnungsbau und Wohnungswesen gestellt werden.

2.1.10
Kindergeld

Bis zum 27. Lebensjahr kann für jedes in einer Schul- oder Berufsausbildung stehende Kind ohne eigenes steurpflichtiges Einkomen Kindergeld bzw. ein Kinderfreibetrag beantragt werden. Bei behinderten Kindern mit einem GdB von mindestens 50% wird Kindergeld unabhängig vom Alter des Kindes gewährt, wenn eine finanzielle Selbständigkeit des behinderten Kindes dauerhaft nicht möglich erscheint.

2.1.11
KFZ-Steuer

Schwerbehinderte Fahrzeughalter können eine Befreiung von der KFZ-Steuer unabhängig von der Höhe des steurpflichtigen Einkommens beantragen. Das Fahrzeug darf dann nur im Zusammenhang mit der Fortbewegung oder Haushaltsführung des Behinderten genutzt werden.

2.1.12
KFZ-Versicherung

Behinderte, die wegen ihrer Behinderung von der KFZ-Steuer befreit sind, können eine Reduzierung von 25% der Teil- und Vollkaskoversicherungsbeiträge beantragen. Bei einer Reduzierung der KFZ-Steuer um 50% kann eine Minderung der Versicherungsprämie um 12,5% beantragt werden.

2.1.13
Flugverkehr

Schwerbehinderte mit einem GdB von mindestens 50% erhalten bis zu 30% Ermäßigung auf den Flugpreis im innerdeutschen Flugverkehr. Ist im Schwerbehindertenausweis die Notwendigkeit einer Begleitperson bescheinigt, kann für die Begleitperson bei Flügen innerhalb Deutschlands ein preislich reduziertes oder kostenloses Ticket beantragt werden.

3
Hilfsangebote für Harninkontinente

Auch in diesem Kapitel hat der Autro nach bestem Wissen versucht, die aktuell bestehenden Hilfsangebote bei körperlicher Behinderung durch Inkontinenz zusammenzustellen. Die hier getroffene Auswahl ist sicher willkürlich und kann nicht den Anspruch auf dauerhafte und vollständige Gültigkeit haben. Der einzelne Betroffene sollte sich bei den einzelnen Ansprechpartnern persönlich zu informieren und das entsprechende Hilfsangebot abrufen.

Der erste Schritt zu einer wirksamen Hilfe ist eine entsprechende Beratung der Betroffenen. Diese primäre Beratung kann zunächst durch den behandelnden Arzt, die Krankenkasse oder das örtliche Gesundheitsamt erfolgen. Daneben informieren die lokalen Sozial- und Arbeitsämter über die verschiedenen Hilfsangebote der Kommunen. Auch Selbsthilfeorganisationen, Wohlfahrtsverbände oder Sondereinrichtungen für Behinderte stellen Informationen bereit.

Das Gesundheitsamt übernimmt mit Zustimmung des Betroffenen die Kontaktaufnahme mit dem für die Hilfeleistung zuständigen Sozialleistungsträger, der dann die notwendigen Maßnahmen einleitet.

Leistungsträger zur Rehabilitation von Harninkontinenten sind für den Bereich der medizinischen Rehabilitation in der Regel die gesetzlichen Krankenkassen oder Ersatzkassen.

Die Rentenversicherungsunternehmen leisten medizinische und berufsfördernde Rehabilitationsmaßnahmen.

Die Bundesversicherungsanstalt für Arbeit, die Landesarbeitsämter und die örtlichen Arbeitsämter sind für die berufliche Rehabilitation von Betroffenen zuständig.

Weitere medizinische, soziale oder berufsfördende Maßnahmen werden von den Sozialleistungsträgern (z. B. Versorgungsämter oder Fürsorgestellen der Kommunen) angeboten.

Handelt es sich bei der bestehenden Harninkontinenz um die Folge eines Unfalles, sind die Unfallversicherungsträger für die Einleitung von Rehabilitationsmaßnahmen zuständig.

Erklären sich die o. g. Stellen bei der Einleitung einer Rehabilitationsmaßnahme für nicht zuständig, kann letztendlich das örtliche Sozialamt eingeschaltet werden.

Die Leistungskataloge der einzelnen Anbieter haben den nachfolgend dargestellten Umfang:
- Gesetzliche Krankenkassen und Ersatzkassen: ärztliche Behandlung, Krankenhausbehandlung, Versorgung mit Medikamenten sowie Heil- und Hilfsmitteln, Krankengymnastik, Bewegungstherapie, Sprachtherapie, Beschäftigungstherapie, häusliche Krankenpflege, Kurmaßnahmen,
- Rentenversicherungsträger: Berufsfindung, Arbeitserprobung und Berufsvorbereitung, berufliche Anspassung, Fortbildung oder Umschulung, Hilfe zum Erhalt des Arbeitsplatzes,
- Bundesanstalt für Arbeit: Berufsberatung, Stellenvermittlung, Beratung in Ausbildungsfragen, Vermittlung von Ausbildungsstellen, Vermittlung bei der Aufnahme in ein Berufsbildungswerk oder in eine Behindertenwerkstatt,
- darüber hinaus finanzielle Unterstützung eines beruflichen Ausbildungs-, Fortbildungs- oder Anpassungsprozesses.
- Unfallversicherungsträger: Heilbehandlung, Berufshilfe, ergänzende Leistungen zur Wiederherstellung der Gesundheit und Beseitigung der Erwerbsminderung, berufliche Wiedereingliederung.

Neben den Trägern der o. g. Versicherungen und der öffentlichen Hand existieren eine Vielzahl von gemeinnützigen oder karitativen Organisationen, die bei eingetretener körperlicher Behinderung Hilfen anbieten. Stellvertretend für viele örtlich unterschiedlich strukturierte Organisationsformen seien die bundesweit operierenden karitativen Organisationen genannt (s. u.), die jeweils über örtliche oder regionale Geschäftsstellen erreicht werden können.

Die lokalen Hilfsangebote (Pflegedienste, ambulante Alten- und Krankenpflege, Fahrdienste) können über die zuständigen Sozialämter erfragt werden.

- Deutsches Rotes Kreuz (DRK),
- Malteser-Hilfsdienst (MHD),
- Arbeiter-Samariter-Bund (ASB),
- Johanniter-Unfallhilfe (JUH).

Diese karitativen Organisationen sind in nahezu jeder Stadt und jedem Landkreis mit eigenen Dienststellen vertreten.

Alle karitativen Organisationen bieten eine Vielzahl von Hilfen an, dazu zählen z. B. Pflegeheime für kurzzeitige oder permanente Unterbringung, Altenheime, ambulante Pflegeeinrichtungen oder Sozialstationen. Daneben werden Fahrdienste für Behinderte, Hausnotrufdienste und Krankenwagendienste betrieben. An vielen Orten nehmen die Organisationen am Rettungsdienst der Feuerwehr und am Notarztdienst teil.

Die Hilfsangebote der verschiedenen Organisationen und Anbieter gliedern sich nach der Art des Einsatzes in verschiedene Bereiche. Die wichtigsten Ange-

bote und die Gruppen der Betroffenen, die dafür infrage kommen, sind im Folgenden dargestellt:
- häusliche Krankenpflege: Durch häusliche Krankenpflege soll ein Krankenhausaufenthalt vermieden oder verkürzt werden. Sie wird vom behandelnden Arzt verordnet. Die häusliche Krankenpflege umfasst die notwendige Grundpflege, medizinisch notwendige Pflegemaßnahmen und eine hauswirtschaftliche Versorgung. Häusliche Krankenpflege kann bis zu 4 Wochen pro Erkranknugsfall verordnet werden. In Ausnahmefällen kann die Krankenkasse nach Prüfung durch ihren medizinischen Dienst einen längeren Zeitraum bewilligen. Häusliche Krankenpflege können akut Erkrankte anstelle eines Krankenhausaufenthaltes oder als Ergänzung der akuten stationären Behandlung in Anspruch nehmen. Ein entsprechender Bedarf muss vorhanden sein und vom behandelnden Arzt attestiert werden (z. B. alleinlebende Patientin nach einer Operation).
- Häusliche Pflege: Patienten, die dauerhaft und unabhängig von akuten Erkrankungen pflegebedürftig sind, können über eine entsprechende ärztliche Verordnung Pflege zu Hause erhalten. Dabei kann der medizinische Dienst der Krankenversicherungen die Situation begutachten. Die Leistungen der häuslichen Pflege umfassen die körperliche Grundpflege und eine zusätzliche hauswirtschaftliche Betreuung. Die Verorgung der Betroffenen wird nach Absprache mit der zuständigen Krankenkasse von zugelassenen Privatanbietern, Sozialstationen oder karitativen Einrichtungen durchgeführt.

Darüber hinaus existieren weitere Hilfsformen wie z. B. Pflegehilfe, Hilfe zur Weiterführung des Haushaltes oder Krankenhausnachsorgedienst. Die einzelnen Angebote sind je nach Situation mit den Krankenkassen oder dem örtlichen Sozialamt abzustimmen und dort zu beantragen.

Teil G

Verzeichnis der Beratungsstellen und Selbsthilfegruppen   G

In diesem Verzeichnis sind in alphabetischer Reihenfolge die dem Autor zugänglichen Adressen von Verbänden, Organisationen, Gesellschaften und Selbsthilfegruppen aufgelistet, die bei Harninkontinenz, körperlicher Behinderung i. Allg. oder bei dadurch ausgelösten Problemen Hilfe anbieten.
- Arbeiter-Samariter-Bund, Sülzburgstraße 140, 50937 Köln
- Deutscher Caritas Verband e.V., Karlstraße 40, 79104 Freiburg i.Br.
- Deutscher Paritätischer Wohlfahrtsverband e.V., Heinrich-Hoffmann-Straße 3, 60528 Frankfurt
- Deutsches Rotes Kreuz e.V. Friedrich-Ebert-Allee 71, 53177 Bonn
- Diakonisches Werk der Evangelischen Kirche in Deutschland e.V., Stafflenbergstraße 76, 70184 Stuttgart
- Bundesarbeitsgemeinschaft der Freien Wohlfahrtspflege, Franz-Lohe-Straße 17, 53129 Bonn

Arbeit / Ausbildung / Beruf

Arbeitsgemeinschaft Deutscher Berufsförderungswerke
Berufsförderungswerk Hamburg GmbH,
August-Krogmann-Str. 52, 22159 Hamburg

Arbeitslosenverband Deutschland e.V.,
Pettenkoferstr. 32, 10247 Berlin, Tel. 030–5894943,
Beratung, Interessenvertretung, Hilfe zur Selbsthilfe für Erwachsene und von Erwerbslosigkeit Bedrohte

Bundesarbeitsgemeinschaft der Berufsbildungswerke,
Waldwinkler Str. 1, 84544 Aschau

Bundesarbeitsgemeinschaft Werkstätten für Behinderte e.V.,
Sonnenmannstr. 5, 60314 Frankfurt

Zentralstelle für Arbeitsvermittlung,
Feuerbachstr. 42–46, 60325 Frankfurt

Familienhilfe

Bundeselternrat,
Hamburger Str. 31, 22083 Hamburg, Tel. 040-291883527
Durchführung von Tagungen, Dokumentationen,
Information und Schulung von Elternvertretern

Deutscher Elternverein e.V.,
Brandenburger Weg 12, 65719 Hofheim

Deutscher Kinderschutzbund e.V.,
Bundesgeschäftsstelle,
Drostestraße 14-16, 30161 Hannover

Kindernetzwerke e.V.,
Hanauer Str. 115, 64741 Aschaffenburg, Tel. 06021-12030

Hilfsorganisationen

*ABiD Allgemeiner Behindertenverband in Deutschland
„Für Selbstbestimmung und Würde" e.V.,*
Am Köllnischen Park 6/7, 10179 Berlin, Tel. 030-23806673
Dachverband mit sechs Landesverbänden. Die Leistungsangebote sind territorial unterschiedlich

Arbeiterwohlfahrt Bundesverband e.V.,
Postfach 1149, 53127 Bonn, Tel. 0228-66850
Alten-/Behinderten-/Kinder- und Jugendhilfe, Heime, Tagesstätten, ambulante Dienste

Arbeiter-Samariter-Bund Deutschland e.V., Bundesverband,
Sülzburgstraße 140, 50937 Köln

Arbeitsgemeinschaft der Schwerbehindertenvertretungen des Bundes und der Länder,
Postfach 140260 (BMWi), 53127 Bonn

Bund Deutscher Kriegsopfer, Körperbehinderter und Sozialrentner e.V.,
Bonner Talweg 88, 53113 Bonn

Bund Deutscher Kriegs- und Wehrdienstopfer, Schwerbeschädigter und Behinderter e.V.,
Hallplatz 15, 90402 Nürnberg

Bundesarbeitsgemeinschaft der freien Wohlfahrtspflege e.V.,
Franz-Lohe-Straße 17, 53129 Bonn

Hilfsorganisationen

Bundesverband Selbsthilfe Körperbehinderter e.V.,
Altkrautheimer Straße 17, 74238 Krautheim/Jagst, Tel. 06294-680
Soziale Rehabilitation, Wohnheime, Werkstätten, Reisedienst,
Rollstuhlsportfest, Barrierefreie Umwelt, Selbstbestimmung

Deutsche Behindertenhilfe Aktion Sorgenkind e.V.,
Franz-Lohe-Straße 17, 53129 Bonn

Deutscher Caritasverband e.V.,
Karlstraße 40, 79102 Freiburg

Deutscher Paritätischer Wohlfahrtsverband,
Heinrich-Hoffmann-Straße 3, 60528 Frankfurt

Deutsches Rotes Kreuz e.V.,
Friedrich-Ebert-Allee 71, 53113 Bonn

Diakonisches Werk-EKD e.V.,
Stafflenbergstraße 76, 70184 Stuttgart

Fürst-Donnersmarck-Stiftung zu Berlin,
Dalandweg 19, 12167 Berlin, Tel. 030-7697000
Rehabilitation u. Betreuung Körper- und Mehrfachbehinderter,
Einrichtung und Unterhaltung von Heimen, offene Fürsorge

Johanniter-Unfallhilfe e.V.,
Sträßchenweg 14, 5313 Bonn

Malteser-Hilfsdienst e.V.,
Leonhard-Tietz-Straße 8, 50676 Köln, Tel. 0221-203080
Ausbildung in erster Hilfe, Zivil-/Katastrophenschutz, Rettungsdienst, Soz. Dienste, Jugendarbeit, Auslandsdienst

Paritätischer Wohlfahrtsverband,
Heinrich-Hoffmann-Str. 3, 60528 Frankfurt, Tel. 069-203080

*Reichsbund der Kriegsopfer, Behinderten, Sozialrentner
und Hinterbliebenen e.V.,*
Beethovenstraße 56-58, 53115 Bonn

VdK Deutschland,
Wurzerstraße 2-4, 53175 Bonn, Tel. 0228-820930
Rat und Hilfe im Sozialrecht, Rechtsschutz, Erholungs- und Kurhäuser, Infocenter, Selbsthilfegruppen, Vorsorge, Reisen

Leistungsanbieter

AOK-Ortsverband,
Kortrijker Straße 1, 53177 Bonn

Arbeiter-Ersatzkassen-Verband e.V.,
Frankfurter Str. 84, 53721 Siegburg, Tel. 02241-1080
Vertretung der Interessen der Arbeiter-Ersatzkassen
und ihrer Versicherten im Bereich Sozialpolitik / Sozialversicherung

Arbeitsgemeinschaft berufständischer Versorgungseinrichtungen e.V.,
Marienburger Str. 2, 50968 Köln

Arbeitsgemeinschaft der deutschen Hauptfürsorgestellen,
Warendorfer Str. 26, 48145 Münster, Tel. 0251-5913773

Bundesverband der Betriebskrankenkassen,
Postfach 100565, 45005 Essen

Bundesverband der landwirtschaftlichen Krankenkassen,
Weißensteinstr. 72, 34131 Kassel

Bundesversicherungsanstalt für Angestellte,
Ruhrstr. 2, 10709 Berlin

IKK-Bundesverband,
Postfach 100152, 51401 Bergisch Gladbach

Stiftung Deutsches Hilfswerk,
Harvestehuder Weg 88, 20149 Hamburg, Tel. 040-4141040
Förderung sozialer Maßnahmen freier gemeinnütziger Sozialleistungsträger

Verband der Angestellten Krankenkassen e.V.,
Frankfurter Str. 84, 53721 Siegburg, Tel. 02241-1080
Vertretung der Interessen der Angestellten-Krankenkassen und ihrer Versicherten im Bereich Sozialpolitik / Sozialversicherung

Verband Deutscher Rentenversicherungsträger,
Eysseneckstr. 55, 60322 Frankfurt

Psychosoziale Beratung

Dachverband Psychosozialer Hilfsvereinigungen e.V.,
Thomas-Mann-Straße 49a, 53111 Bonn

Reiseangebote für Körperbehinderte

Aktion „Freizeit behinderter Jugendlicher" e.V.,
Roermonder Straße 217, 41068 Mönchengladbach

Amsel e.V.,
Paul-Linke-Str. 8, 70195 Stuttgart

Amt für Gesundheitswesen in der ev. luth. Kirche in Bayern,
Egidienplatz 33, 90403 Nürnberg

Behinderten-Initiative 76 e.V.,
Frankstr. 143, 75172 Pforzheim

BSK-Reisedienst,
Altkrautheimer Str. 17, 74238 Krautheim

Deutsches Behindertenschiff e.V.,
Südliche Hafenstraße 15, 97080 Würzburg, Tel. 0931-91028
Flusskreuzfahrten für Senioren und Behinderte, die von Helfern und einem Arzt begleitet werden

Diakonisches Werk, Offene Behindertenarbeit,
Gymnasiumstraße 16, 97421 Schweinfurt
Freizeitangebote für behinderte und nichtbehinderte Kinder, Jugendliche und Erwachsene

Helga Lücke Spezialdienst für Rollstuhlfahrer,
Wankstraße 20, 12107 Berlin

Katholisches Ferienwerk Köln,
Marienplatz 11, 50676 Köln

Kolpingwerk Deutscher Zentralverband,
Kolpingplatz 5-11, 50667 Köln

Reisen mit Behinderten e.V.,
Am Stadtarchiv 12, 41460 Neuss

VdK Deutschland,
Wurzstr. 2-4, 53175 Bonn, Tel. 0228-820930
Rat und Hilfe im Sozialrecht, Rechtschutz, Erholungs- und Kurhäuser, Infocenter, Selbsthilfegruppen, Vorsorge, Reisen

Selbsthilfegruppen

Arbeitsgemeinschaft Spina bifida und Hydrocephalus e.V.,
Münsterstr. 13, 44145 Dortmund, Tel. 0231-834777

Bundesarbeitsgemeinschaft „Hilfe für Behinderte" e.V.,
Kirchfeldstraße 149, 40215 Düsseldorf, Tel. 0221-310060
Sozialpolitische Interessenvertretung behinderter Menschen, Fortbildungsangebote in der Selbsthilfe- und Behindertenarbeit

Bundesarbeitsgemeinschaft für Rehabilitation,
Walter-Kolb-Straße 9-11, 60594 Frankfurt, Tel. 069-6050180

Bundesarbeitsgemeinschaft der medizinisch beruflichen Rehabilitationseinrichtungen,
Waldstr. 2-10, 53177 Bonn

Bundesverband Selbsthilfe Körperbehinderter e.V.,
Altkrautheimer Straße 17, 74238 Krautheim/Jagst, Tel. 06294-680
Soziale Rehabilitation, Wohnheime, Werkstätte, Reisedienst, Rollstuhlsportfest, Barrierefreie Umwelt, Selbstbestimmung

Deutsche Vereinigung für Rehabilitation Behinderter e.V.,
Friedrich-Ebert-Anlage 9, 69117 Heidelberg

Gemeinnützige Gesellschaft zur Förderung Körperbehinderter mbH,
Herrenhäuser Kirchweg 14, 30167 Hannover, Tel. 0511-708380
Stationäre und teilstationäre Angebote für körper-/geistig-/mehrfachbehinderte und autistische Kinder und Erwachsene

GIH Gesellschaft für Inkontinenzhilfe e.V.,
Friedrich-Ebert-Anlage 124, 34119 Kassel, Tel. 0561-780604, Fax 0561-776770

GIH-Selbsthilfegruppe Arnsberg,
Monika und Klaus Röther
Zum Fürstenberg 41, 59755 Arnsberg

GIH-Selbsthilfegruppe Augsburg,
Da Adressenänderung erfolgt, bitte an Geschäftsstelle Kassel wenden

GIH-Selbsthilfegruppe Elmshorn,
Manfred von Wysocki
Flamweg 2, 25335 Elmshorn

GIH-Selbsthilfegruppe Eschweiler/Aachen,
Renate Kirchvogel
Im Rott 21, 52249 Eschweiler

GIH-Selbsthilfegruppe Greifswald,
Sieglinde Karls
Alter Fliederweg 18, 17509 Hanshagen

GIH-Selbsthilfegruppe Hameln-Pyrmont,
Marion Sauer
Emil-von-Behring-Str. 13, 31812 Bad Pyrmont

GIH-Selbsthilfegruppe Heilbronn,
Gisela Ludwig
Uhlandstraße 8, 75050 Gemmingen-Stebbach

GIH-Selbsthilfegruppe Homburg/Saar,
Marita Georg
Amselweg 5, 66424 Homburg

GIH-Selbsthilfegruppe Jena,
Erika R. Burkhardt
Werner-Seelenbinder-Straße 12/283, 07747 Jena

GIH-Selbsthilfegruppe Kaiserslautern,
Bernd Rötel
Im Schindelacker, 66862 Kindsbach

GIH-Selbsthilfegruppe Kassel
W. Hundhausen
Am Eichhölzchen 39, 34292 Kassel

GIH-Selbsthilfegruppe Köln,
Gabriele Fricke
Altonaer Straße 33, 50737 Köln

GIH-Selbsthilfegruppe München,
Da Adressenänderung erfolgt, bitte an Geschäftsstelle Kassel wenden

GIH-Selbsthilfegruppe Münster,
Herbert Albersmann
Droste-Hülshoff-Straße 24, 48346 Ostbevern

GIH-Selbshilfegruppe Paderborn,
Christiane Schöne
Marienstraße 16a, 33154 Salzkotten-Uerne

GIH-Selbsthilfegruppe Stuttgart,
Sonja Hanle
Solitudenstraße 262, 70499 Stuttgart

GIH-Selbsthilfegruppe Wiesbaden,
Jürgen Meyer
Luxemburgstraße 11, 65185 Wiesbaden

GIH-Selbsthilfegruppe Wilhelmshaven,
Beate Drews
Herbartstraße 51, 26384 Wilhelmshaven

SHG „Inkontinenz"
Werner Dutschek
Albert-Schweitzer-Straße 90, 09116 Chemnitz

SHG-Inkontinenz Dresden,
Bernd Aumayr
Theodor-Fontane-Straße 18, 01109 Dresden

Selbsthilfe Verein Inkontinete Menschen – Partnerschaft mit Behinderten e.V.,
Ernst-Bähre-Straße 19, 30453 Hannover

Selbsthilfegruppe in Gründung,
Karin und Günther Gehres
Postfach 2752, 76014 Karlsruhe

SIM Selbsthilfegruppe Inkontinente Menschen Unterland,
Edeltraud Müller
Bismarckstraße 4, 74172 Neckarsulm

Senioren / Pflege

Allgemeiner Hilfsdienst e.V. – Bundesgeschäftsstelle –,
Hagenpatt 13, 49186 Bad Iburg, Tel. 05403–1759
Haus-Notrufdienst, Ergänzung der ambulanten und stationären Kranken- und Altenpflege, Alten-/Pflegeheime sowie Seniorenwohnungen

Bundesarbeitsgemeinschaft Hauskrankenpflege,
Klosterallee 80, 20144 Hamburg, Tel. 040–4200887

Bundesverband privater Alten- und Pflegeheime e.V.,
Meckenheimer Allee 145, 53115 Bonn, Tel. 0228–631655

Deutsche Seniorenförderung und Krankenhilfe e.V.,
Fasanenstraße 22, 85591 Vaterstetten, Tel. 08106–50660

Freie Altenhilfe auf Bundesebene
Verband der Privaten Alten- und Pflegeheime e.V.,
L 14/11, 68161 Mannheim, Tel. 0621–101315

Soziales Hilfswerk e.V.
Roseggerstr. 3, 86179 Augsburg, Tel. 0821-812782

Sport

Deutscher Behinderten Sportverband e.V.,
Friedrich-Alfred-Straße 10, 47055 Duisburg, Tel. 0203-7381620
Behindertensport

Hilfsangebote

Anwalt-Suchservice Informationsdienst für anwaltliche Dienstleistungen,
Unter den Ulmen 96-98, 50968 Köln, Tel. 0180-5254555
Kostenlose Vermittlung von Fachanwälten

Malteser-Telefon
Goltsteinstraße 89, 50968 Köln, Tel. 0221-341011
Bundesweites Verzeichnis von sozialen und gesundheitlichen Einrichtungen, sowie Selbsthilfegruppen

SIT Sozial-Info Telefon e.V.,
Tel. 0130-854854
Gebührenfreie Vermittlung von Informationen im sozialen Bereich

Verbraucherhilfsorganisationen

Bund der Versicherten,
Postfach 1153, 24547 Henstedt-Ulzburg, Tel. 04193-94220

Bundesarbeitsgemeinschaft für Verbraucherfragen im Gesundheitswesen e.V.,
Postfach 1706, 82305 Starnberg, Tel. 08151-8798
Gesundheitliche Aufklärung, Deutsche Vorsorge Woche

Bund der Steuerzahler
Postfach 4780, 65037 Wiesbaden

Bund Deutscher Lohnsteuerzahlerverbände e.V.,
Maxstr. 32, 90762 Fürth, Tel. 0911-7798502

Bundesarbeitsgemeinschaft Schuldnerberatung,
Gottschalkstraße 51, 34127 Kassel, Tel. 0561-898919

Bundesverband der Lohnsteuerhilfevereine e.V.,
Adenauerallee 11, 53111 Bonn, Tel. 0228-229990

Deutscher Versicherungsschutz Schutzverband e.V.,
Wahrnehmung der Interessen der Versicherungsnehmer und Versicherten auf allen Gebieten der privaten Versicherung

Weitere Beratungsangebote

Deutsche Ileostomie-Colostomie-Urostomie-Vereinigung e.V.,
Kepserstraße 50, 85356 Freising

Deutsche Multiple Sklerose Gesellschaft e.V.,
Vahrenwalderstraße 205–207, 30165 Hannover, Tel. 0511-6330023

Deutsche Schmerzhilfe e.V.,
Woldsenweg 3, 20249 Hamburg
Betreuung chronisch Schmerzkranker durch Therapeutennachweis, Informationen, Weiterbildung

ILCO,
Kepserstraße 50, 85356 Freising

Nationale Kontakt- und Informationsstelle zur Anregung und Unterstützung von Selbsthilfegruppen,
Albrecht-Achilles-Straße 65, 10709 Berlin

Informationen von der Deutschen Gesellschaft für Inkontinenzhilfe e.V.

Förderkreis der GIH

AMS Deutschland
American Medical Systems
Gneisenaustr. 14, 80992 München

APOGEPHA Arzneimittel GmbH
Kyffhäuser Str. 27, 01309 Dresden

Astra Tech GmbH
An der kleinen Seite 8, 65604 Elz

G.R. BARD / Angiomed
Wachhausstr. 6, 76227 Karlsruhe

B. Braun Medicare GmbH
Spangerweg 17, 34212 Melsungen

Coloplast GmbH
Kuehnstr. 75, 22045 Hamburg

ConvaTec Vertriebs GmbH
Unternehmen der Bristol-Meyers-Squibb Gruppe
Sapporobogen 6–8, 80809 München

Cook Deutschland GmbH
Malmedyer Str. 10
41066 Mönchengladbach

Paul Hartmann AG
Paul-Hartmann-Str. 12
89522 Heidenheim-/Brenz

Hollister Incorporated
Niederlassung Deutschland
Münchner Str. 16, 85774 Unterföhring

Hoyer-Madaus-GmbH & Co. KG
Alfred-Nobel-Str. 10, 40789 Monheim

INNOCEPT Medizintechnik GmbH
Am Wiesenbusch, 45966 Gladbeck

Johnson & Johnson GmbH
Kaiserwerther Str. 270, 40474 Düsseldorf

3M Deutschland GmbH
EBC Personal Care & Related Products
Hammfelddamm 11, 41453 Neuss

medac Gesellschaft für klinische Spezialpräparate mbH
Theaterstr. 6, 22880 Wedel

MEDIC-ESCHMANN GmbH
Hauptstr. 45–47, 85614 Kirchseeon

Medical Service Vertriebs GmbH
Luisenstr. 8, 75378 Bad Liebenzell-Unterhaugstett

Medtronic GmbH
Am Seestern 3, 40547 Düsseldorf

Organon GmbH
Mittenheimer Str. 62,
85764 Oberschleißheim

Dr. R. Pfleger Chemische Fabrik GmbH
96045 Bamberg

Pharmacia & Upjohn GmbH
Am Wolfsmantel 46, 91058 Erlangen

SANOFI WINTHROP GmbH
Augustenstr. 10, 80333 München

SCA Hygiene Products GmbH
Incontinence Care
Westring 17, 40721 Hilden

Manfred Sauer GmbH
Neurott 7, 74931 Lobbach

UROMED Kurt Drews GmbH
Meessen 7, 22113 Oststeinbek

Mit der GIH kooperierende Kur- und Rehabilitationskliniken

Klinik am Kurpark
Urologisches Zentrum für Anschlußheilbehandlung und Rehabilitation
Ärztlicher Direktor Dr. med. Hans Schultheis
Ziergartenstraße 19
34537 Bad Wildungen-Reinhardshausen
Tel.: 0 56 21 / 702–159, Fax: 0 56 21 / 702–190

Blasenrehabilitation statt Frühberentung und Pflege
– Die Klinik am Kurpark realisiert GIH-Konzepte –

Spezielle Urologische Diagnostik und indikationsgerechte Therapie von Harninkontinenz und/oder Blasenfunktionsstörungen bei Frauen, Männern und Kindern:
Beckenboden(muskel)training, Toilettentraining, Blasentraining, Miktionstraining, medikamentöse Therapie, Elektrostimulation, Biofeedback, psychosomatische Betreuung und Konfliktberatung; Blasenrehabilitation nach radikaler Prostatektomie und nach (Darm-)Blasenersatzoperationen; Beratung und Training im Umgang mit Inkontinenz-Hilfsmitteln.
Das interdisziplinäre Team der Klinik am Kurpark verfügt über umfangreiche Kenntnisse und spezielle Erfahrungen in Diagnostik und Therapie von Harninkontinenz und Blasenfunktionsstörungen. Die Klinik kooperiert eng mit den Experten der Klinik für Urologie im Klinikum Kassel (Direktor Prof. Dr. H. Melchior) und der Gesellschaft für Inkontinenzhilfe e.V. (GIH).

Rehabilitationsklinik Helenheim
Klinik für Urologie, Innere Medizin, Nephrologie und Orthopädie
Chefarzt Dr. med. Horst Hoffmann
Laustraße 35, 34537 Bad Wildungen
Tel.: 0 56 21 / 85-31 20, Fax: 0 56 21 / 85-34 02

Inkontinenztraining bei Harninkontinenz nach radikalchirurgischen Eingriffen im kleinen Becken der Frau und des Mannes (z. B. radikale Prostatektomie, Zystektomie, Ileumneoblase etc.), Behandlung der weiblichen genuinen Harnstreß- und Dranginkontinenz, neurogene Blasenentleerungsstörungen, erektile Dysfunktion, moderne Beckenbodengymnastik, alle Formen der Physiotherapie und Balneologie, Biofeedback, Lehr- und Informationsveranstaltungen, Umgang mit Inkontinenz-Hilfsmitteln, psychosomatische Mitbetreuung (Gesprächs- und Verhaltenstherapie, Entspannungstechniken), Diätberatung.

Klinik Wildetal
Kliniken Hartenstein
Klinik für Anschlußheilbehandlung, Rehabilitation und Präventivmaßnahmen
Ärztl. Direktor: Privatdozent Dr. med Winfried Vahlensieck
Mühlenstraße 8
34537 Bad Wildungen-Reinhardshausen
Tel.: 0 56 21 / 88 10 32, Fax: 0 56 21 / 88 10 10

Diagnosen: Harninkontinenz nach Operationen im kleinen Becken bei Frau und Mann, z. B. radikale Prostatektomie oder radikale Zystektomie, Rektumamputationen, gynäkologische Eingriffe, Streßharninkontinenz und Urge-Inkontinenz der Frau, neurogene Harnblasenentleerungsstörungen, Blasenfunktionsstörungen bei Frauen, Männern und Kindern.
Konzepte zur Inkontinenzdiagnostik / und Therapie: Spezielle urologische Diagnostik: Ausführliche diagnosebezogene Anamnese, palpatorische Sphinkterbeurteilung und Reflexüberprüfung, Uroflowmetrie, Restharnsonographie, Miktionscystourethrographie.
Therapiemodalitäten: Beckenbodentraining, Miktionstraining, Toilettentraining, Harnblasentraining, Biofeedback, Elektrostimulation, medikamentöse Therapie, psychosomatische bzw. psychologische Betreuung, Beratung und Training des Umganges mit Inkontinenzhilfsmitteln, ausführliche Patientenschulung durch Einzelgespräche und Gruppenveranstaltungen, Beratung zur stabilen länger andauernden Gewichtsreduktion.
In der Klinik Wildetal arbeiten Urologen, Internisten, Psychiater, Psychologen, Physiotherapeuten, geschulte Stomaschwestern und Ernährungstherapeutinnen eng zusammen, um die genannten Konzepte mit all ihren Möglichkeiten umfassend umzusetzen. Der Chefarzt der Klinik steht auch als beratender Arzt der GIH nach Vereinbarung zu Beratungssprechstunden zur Verfügung.

Klinikum Passauer Wolf
Rehabilitationszentrum Bad Griesbach
Abteilung für Urologie
Kliniken für Neurologie, Innere Medizin / Kardiologie,
Orthopädie, Dialyse, Schwerbrandverletztentherapie
Ltd. Arzt Urologie Dr. med. Michael Zellner
Bürgermeister-Hartl-Platz 1
94086 Bad Griesbach
Tel. 0 85 32 / 274 508, Fax: 0 85 32 / 274 518

Zentrum für urologische Anschlußheilbehandlung und Rehabilitation z. B. nach radikal chirurgischen Eingriffen im Bereich des kleinen Beckens bei Mann und Frau, Behandlung von Blasenfunktionsstörungen (Inkontinenz / Entleerungsstörungen) jedweder Genese, erektiler Dysfunktion sowie Schwerpunktbehandlung neuro-urologischer Krankheitsbilder bei Erkrankungen des Nervensystems, z. B. nach Schlaganfall, Multipler Sklerose, Morbus Parkinson u. a.
Modern ausgestattetes Diagnose- und Therapiezentrum mit Physiotherapie und physikalischer Medizin, apparative Trainingstherapie, Biofeed-Back, Elektrotherapie, u. a. Hilfsmittelschulung, Psychoonkologie und psychosoziale Betreuung, Diätberatung u. v. a. m.
Der Ursachenvielfalt von Blasenfunktionsstörungen angemessen liegt der Schwerpunkt auf einer umfassenden interdisziplinären Betreuung der Patienten.

GIH-Selbsthilfegruppen in Deutschland

(Alphabetisch nach Ortsnamen)

Apolda
M. Mittermeier, Leuthoffstr. 57, 99510 Apolda
Treffen jed. 2. Montag i. M., 15.00 Uhr, Landratsamt, Raum f. SHG, Bahnhofstr. 28, Apolda

Aschaffenburg
Christa Heller, Kihnstr. 963739 Aschaffenburg
Treffen jed. 4. Dienstag i. M., 16.30 Uhr, Martinushaus, Treibgasse 28, Aschaffenburg

Aschersleben
A. Stade, Hausneindorfer Str. 3, 06458 Hedersleben
Treffen jed. 1. Mittwoch i. M., 17.30 Uhr, Ärztehaus Nord, Hans-Grade-Str. 14, Aschersleben

Augsburg
Manfred Mikulcik, Bruneckerstr. 3, 86356 Neusäß
**Treffen jed. 2. Mittwoch i. M., 18.00 Uhr,
„Zum Goldenen Stern", Friedberger Str. 103, Augsburg-Hochzoll**

Aulendorf
Birgit Giesen, Schulstr. 49, 88326 Aulendorf
Treffen jed. 4. Dienstag i. M., 17.30 Uhr, Parksanatorium, Vortragsr., Schussenrieder Str. 5, Aulendorf

Bad Wildungen
Rainer Peters, Brunnenstr. 7, 34537 Bad Wildungen
Treffen jed. 2. Mittwoch i. M., 18.00 Uhr, Krankenpflegeschule am Stadtkrankenhaus, Konferenzraum im EG, Laustr. 37, Bad Wildungen

Berlin
W. Hiller, Heilsberger Allee 30, 14055 Berlin
Treffen jed. 2. Dienstag i. M., 19.15 Uhr, SEKIS, A.-Achilles-Str. 65, Berlin

Bielefeld
Petra Kunert, Nagoldweg 5, 33689 Bielefeld
Treffen jed. 2. Mittwoch i. M., 16.00 Uhr, BIKIS, Stapenhorststr. 5, Bielefeld

Düsseldorf
S. Roeder, Geschwister-Scholl-Str. 22, 40764 Langenfeld
Treffen jed. 2. Mittwoch i. M., 18.00 Uhr, Schule für Physiotherapie, Kirchfeldstr. 35, Düsseldorf

Frankfurt/M.
P. Überlacker-Thart, Eiserne Hand 8–10, 60318 Frankfurt/M.
Treffen jed. 1. Mittwoch i. M., 18.30 Uhr, Gemeindeh. Ev. Kirchengemeinde Cantate Domino, E.-Kahn-Str. 20, Frankfurt/Main-Nordweststadt

Freiburg
Leonie Thomä-Mentenich, Sundgauallee 13, 79114 Freiburg
Treffen jed. 2. Dienstag i. M. 17.30 Uhr, Barmer Gesundheitszentrum, Basler Str. 61/4. OG, Freiburg

Germering
Gabriele Christof-Zorn, Kreuzlingerstr. 40, 82110 Germering
Treffen jed. 2. Mittwoch i. M., 18.00 Uhr, Germeringer Insel, Planegger Str. 9, Germering

Gladbeck
Ansprechpartner bei GIH-Geschäftsstelle erfragen.
Treffen jed. 2. Mittwoch i. M., 16.30 Uhr, Konferenzraum St. Barbara Hospital Gladbeck, Barbarastr. 1

Greifswald
R. Mutzhase, Demminer Str. 1, 17126 Jarmen
Treffen jed. 1. Montag i. M., 14.00 Uhr, Behindertenforum, Trelleborger Weg 37, Greifswald

Halle
Anneliese Allert, Salzgrafenstr. 1, 06108 Halle
Treffen jed. 1. Mittwoch i. M., 17.00 Uhr, Techniker Krankenkasse, Kleine Steinstr. 5, Halle

Hamburg
Inge-Silvia Schuren-Kisowetz, Winser Baum 69, 21423 Winsen/Luhe
Treffen jed. 1. Dienstag i. M., 17.00 Uhr, Bezirksamt Eimsbüttel, Gesundheits- u. Umweltamt, R. 385, Grindelberg 66, Hamburg

Hechingen
Jochen Betz, Mühlackerweg 4, 72393 Burladingen
Treffen jed. 1. Mittwoch i. M., 19.30 Uhr, Volkshochschule, Münzgasse 4/1, Hechingen

Heilbronn
G. Ludwig, Uhlandstr. 8, 75050 Gemmingen-Stebbach
Treffen jed. 1. Montag i. M., 15.00 Uhr, Gesundheitszentrum AOK, Seminarraum, Allee 72, Heilbronn

Homburg/Saar
K. Fischer, Eschenweg 2, 66424 Homburg/Saar
Treffen jed. 2. Freitag i. M., 18.00 Uhr, Residenz Hohenburg, Saar-Pfalz-Center, Homburg/Saar

Jena
Elfriede Baumann, Werner-Seelenbinder-Str. 12/253, 07747 Jena
Treffen jed. letzten Dienstag i. M., 18.30 Uhr, Studentenclub Schmiede, Fritz-Ritter-Str. 5, Jena

Kaiserslautern
B. Rödel, Im Schindelacker 16, 66862 Kindsbach
Treffen jed. 1. Mittwoch i. M., 15.00 Uhr
Westpfalz-Klinik GmbH, Urolog./Ambul., Hellmut-Hartert-Str. 1, Kaiserslautern

Kassel
Claus Basse, Beethovenstr. 43, 34225 Baunatal
Treffen jed. 1. Montag i. M., 16.00 Uhr, Philipp-Scheidemann-Haus, Holl Str. 72–74, Kassel

Klötze
Jörg Klose, Vorderstr. 51, 38486 Lockstedt
Treffen jed. letzten Mittwoch i. M., 17.00 Uhr, Sozial-Centrum Altmarkt e.V., Hagestr. 10, Klötze

Köln-Hohenlind
Roswitha Schmitz, Apenrader Str. 21, 50825 Köln (Neuehrenfeld)
Treffen jed. 2. Dienstag i. M., 18.00 Uhr,
St. Elisabeth-Krankenhaus, Gymnastikraum EG, Werthmannstr. 1, Köln

Kronach
Andrea Fischer, Alte Poststr. 3, 96328 Küps
Treffen jed. 1. Mittwoch i. M., 17.00 Uhr,
BRK, Alten- u. Pflegeheim, „Bierstüberl", Friesener Str., Kronach

Leipzig
Ansprechpartner bei SKIS Selbsthilfe Kontakt u. Informationsstelle erfragen.
Treffen jed. 3. Freitag i. M., 16.00 Uhr, Gruppenraum im Haus der SKIS, Hans-Poeche-Str. 6, Leipzig

Luckau
M. Radlach, Am Grünen Berg 39, 15926 Luckau
Treffen jed. 1. Montag i. M., 18.00 Uhr, Ev. Seniorenzentr. „An der Berste", Berstenallee 13, Luckau

München
Elisabeth Stöcklein-Weiß, Von-Kahr-Str. 41, 80999 München
Treffen jed. 4. Donnerstag i. M., 16.00 Uhr
Selbsthilfezentrum München (Rückgeb.), R. G-5-EG, Bayernstr. 77, München

Münster
M.-Th. Lenfers, Wierling 18, 48308 Senden
Treffen jed. letzten Mittwoch i. M., 17.00 Uhr, IKK Münster, Schaumburgstr. 18, Münster

Neustadt
P. Jentsch, Wittelsbacher Str. 10, 67434 Neustadt/Weinstr.
Treffen jed. 2. Mittwoch i. M., 18.00 Uhr, BEK, III. Etage, Hauptstr. 64, Neustadt/Weinstr.

Niedernhausen
Ida Losert, Zur Steinritz 18, 65527 Niedernhausen
Treffen jed. 1. Mittwoch i. M., 16.30 Uhr, Katholisches Pfarrzentrum, Bahnhofstr. 26, Niedernhausen

Nürnberg
Susanne Hindenberg-HOh, Peter-Hannweg-Str. 8, 90768 Fürth
Treffen jed. 2. Dienstag i. M., 16.30 Uhr, VdK-Haus, Rosenaustr. 4, Nürnberg

Offenburg
Sieglinde Kiefer, Werderstr. 4, 77654 Offenburg
Treffen jed. 2. Montag i. M., 17.30 Uhr, Evang. Gemeindehaus, Poststr. 16 Offenburg

Prenzlau
Marlies Scholz, Rudolf-Breitscheid-Str. 13, 17291 Prenzlau
Treffen jed. 2. Mittwoch i. M., 14.00 Uhr, Haus „Gesundheit am Sternberg", 1. Stock, Richard-Steinweg-Str. 4, Prenzlau

Sinsheim
Ines Fischer, Zementwerk 1/1, 74906 Bad Rappenau
Treffen jed. 2. Donnerstag i. M., 17.00 Uhr, Stadtiongaststätte Sinsheim, Schwimmbadweg 11, Sinsheim

Stuttgart
S. Hanle, Solitudestr. 262, 70499 Stuttgart
Treffen jed. 1. Mittwoch i. M., 18.00 Uhr, Altes Pfarrhaus, Ditzinger Str. 7, Stuttgart-Weilimdorf

Wiesbaden
J. Meyer, Luxemburgstr. 11, 65185 Wiesbaden
Treffen jed. 1. Mittwoch i. M., 18.00 Uhr, Die Alternative, Luxemburgstr. 11, Wiesbaden

Wilhelmshaven
B. Drews, Herbartstr. 51, 26384 Wilhelmshaven
Treffen jed. 1. Dienstag i. M., 16.30 Uhr, Wohnstift „Am Rathaus", Grenzstr. 74, Wilhelmshaven

Beratungsstellen der GIH

Beratende Ärzte, daher keine festen Beratungsstunden, sondern vorherige Anmeldung in Praxis oder Klinik erforderlich.
(nach Postleitzahlen)

Prof. Dr. med. Manfred Wirth
Direktor der Klinik und Poliklinik für Urologie
OA Dr. med. Oliver Hakenberg
Univ.-Klinikum C.-G.-Carus d. TU Dresden
Fetscherstraße 74
01307 Dresden

Dr. med. Wolf-Dieter Michel
Facharzt für Chirurgie
Spezialpraxis für Enddarmleiden
Saalhausener Straße 55
01159 Dresden

Dr. J. Ebermayer
Facharzt für Urologie
Urologische Abt., Klinik Bavaria
An der Wolfsschlucht 1-2
01731 Kreischa

Dipl. Med. Thomas Antelmann
FA f. Gynäkologie und Geburtshilfe
Hosker Straße 3
02997 Wittichenau

Prof. Dr. med. W. Dorschner
Dir. der Klinik u. Poliklinik f. Urologie
Universitätsklinikum
Liebigstraße 21
04103 Leipzig

Dr. Detlev Nietsch
Facharzt für Urologie
Georg-Schwarz-Straße 53
04179 Leipzig

Dr. med. Tom Kempe
Frauenarzt und Urologe
Kurt-Eisner-Straße 40
04275 Leipzig

Dr. P. Paschke
FA für Urologie
Wilhelm-Grune-Str. 5-8
04838 Eilenburg

Prof. Dr. Heinz Kölbl
Direktor der Klinik und Poliklinik für Gynäkologie
Martin-Luther-Universität
Magdeburger Str. 24
06097 Halle

PD Dr. med. H.-J. Heinrichs
Chefarzt Klinik für Urologie
Städtisches Krankenhaus
Martha-Maria-Halle Dölau gGmbH
Weidenplan 6
06108 Halle

Dr. med. Günther Hasslbauer
Frauenarzt und Urologe
CA der Frauenklinik
Kreiskliniken
Aschersleben-Straßfurt
Eislebener Straße 7A
06449 Aschersleben

Dipl-med. E. Schönmetzler
FA Gynäkologie
Tannengärten
06636 Laucha

PD Dr. J. Boese-Landgraf
CA Klinik für Chirurgie
Krankenhaus Flemmingstraße
Klinikum Chemnitz gGmbH
Flemmingstraße 2
09116 Chemnitz

PD Dr. med. H.-H. Knispel
Chefarzt Abteilung Urologie
St.-Hedwig-Kliniken Berlin GmbH,
Große Hamburger Str. 5–11
10115 Berlin

Prof. Dr. B. Schönberger
Klinik für Urologie
Universitätsklinikum Charité
Campus Charité Mitte
Schumannstraße 20–21
10117 Berlin

Dr. med. Gerhard Henke
FA für Urologie, Enddarmleiden
Hohenzollerndamm 47a
10713 Berlin

Dr. med. Thomas Janik
OA der Urologischen Abteilung
Krankenhaus Reinickendorf
Am Nordgraben 2
13509 Berlin

Dr. med. Frank Hegenscheid
Facharzt für Gynäkologie u. Gebh.
Heinrich-Zille-Straße 9
15732 Eichwalde

Prof. Dr. med. O.-A. Festge
Zentrum f. Kinder- u. Jugendmedizin
Klinik f. Kinderchirurgie
Sauerbruchstraße 1
17487 Greifswald

Dr. Thomas Eickhoff
Facharzt für Urologie
Große Wasserstraße 2/3
18055 Rostock

Dr. Andreas Hübner
Facharzt für Urologie
Schiffbauer Ring 60
18109 Rostock

Dr. med. Claudia Grupp
Univ.-Frauenklinik und Poliklinik
Univ.-Krankenhaus Eppendorf
Martinistraße 52
20246 Hamburg

Dr. med. Carl-Rüdiger Deichmann
Dr. med. N. Khabbari-Deichmann
Fachärzte für Gynäkologie
Hoheluftchaussee 115
20253 Hamburg

Prof. Dr. F. Schreiter
Ltd. Arzt für Urologie
Allgemeines Krankenhaus Harburg
Eißendorfer Pferdeweg 52
21075 Hamburg

Dr. med. Gerd Cappell
Urologie · Enddarmleiden
An der Wassermühle 2
21682 Stade

Prof. Dr. K. P. Dieckmann
Urologische Abteilung
Albertinen Krankenhaus
Süntelstraße 11a
22457 Hamburg

Reinhard Laszig
Arzt für Urologie
Markt 11
24103 Kiel

Dr. med. Angelika Hügelmann
Fachärztin für Urologie
Poggendörper Weg 3–9
24149 Kiel

Dr. Heinrich Duckwitz
Arzt für Urologie
Kuhberg 28
24535 Neumünster

Dr. med. Axel Schroeder
Facharzt für Urologie
Haart 87–89
24534 Neumünster

Dr. med. K.-J. Timm
Chefarzt der Urologischen Klinik
Friedrich-Ebert-Krankenhaus
Friesenstraße 11
24534 Neumünster

Prof. Dr. R. Winkler
Chefarzt der Abteilung für Allgemeinchirurgie/Proktologie
Martin-Luther-Krankenhaus
Lutherstraße 22
24837 Schleswig

Dr. med. Hans P. Fritz
CA der Gynäkologie
Kreiskrankenhaus Brunsbüttel
Delbrückstraße 2
25541 Brunsbüttel

Dr. Jürgen Haselberger
CA der Urologischen Klinik
Stadtkrankenhaus Cuxhaven
Altenwalder Chaussee 10–12
27474 Cuxhaven

Dr. med. Heribert Kaulen
Ltd. Arzt der Urologischen Klinik
Roland-Klinik Bremen
Niedersachsendamm 72–74
28201 Bremen

Dr. med. Andreas Oeller
Ärztlicher Leiter
des Instituts für Proktologie
Unter den Eichen 2
28213 Bremen

Prof. Dr. med. H. Bachmann
OA Dr. med. M. Claßen
Klinik für Kinder und Jugendliche
Zentralkrankenhaus Links der Weser
Senator-Weßling-Straße 1
28277 Bremen

Dr. med. F. Issa
Arzt für Urologie
Hauptstraße 55
28844 Weyhe

Dr. med. Jochen Fuhse
Urologe
Bahnhofstraße 1
30159 Hannover

Prof. Dr. Udo Jonas
Direktor der Urologischen Klinik
der MHH Hannover
Carl-Neuberg-Straße 1
30625 Hannover

Dr. med. W. Kauffels
Frauenklinik der MHH
Oststadt-Krankenhaus
Podbielskistraße 380
30659 Hannover

Dr. med. Wolfgang Bühmann
Facharzt für Urologie
Marienstraße 15
31582 Nienburg/Weser

Dr. Thomas Noesselt
Chefarzt der Frauenklinik
Kreiskrankenhaus Hameln
Wilhelmstraße 5
31785 Hameln

Stefan Kaiser
Facharzt für Chirurgie
Darmklinik Exter Praxis Dr. Brühl
Detmolder Straße 264
32602 Vlotho-Exter

PD Dr. Michael Probst
Chirurgische Klinik/Proktologie
Klinikum Lippe-Lemgo gGmbH
Rintelner Straße 85
32657 Lemgo

Dr. med. Ch. Spiekermann-Krämer
OÄ Innere Medizin/Proktologie
LVA Klinik Rosenberg
Hinter dem Rosenberge 1
33014 Bad Driburg

Prof. Dr. H. U. Eickenberg
Chefarzt der Urologischen Klinik
Franziskus Hospital GmbH
Kiskerstraße 26
33615 Bielefeld

Prof. Dr. R. Hesterberg
Chirurgische Klinik/Proktologie
Rotes-Kreuz-Krankenhaus
Hansteinstraße 29
34121 Kassel

Prof. Dr. H. Melchior
Klinik für Urologie
Klinikum Kassel gGmbH
Mönchebergstraße 41/43
34125 Kassel

Jürgen Meisel
Arzt für Urologie u. Psychotherapie
Rathausplatz 6
34246 Vellmar

Dr. med. Rüdiger Neubauer
Facharzt für Urologie
Leipziger Straße 495
34260 Kaufungen

Dr. med. Dirk Gumbel
Urologe
Am kleinen Ofenberg 1
34466 Wolfhagen

PD Dr. med. W. Vahlensieck
CA Urologie
Klinik Wildetal
Mühlenstr. 8
34530 Bad Wildungen

PD Dr. med. Dieter Sauerwein
Chefarzt Klinik für Neurologie
Werner-Wicker-Klinik
Im Kreuzfeld 4
34537 Bad Wildungen-Reinhardshsn.

Dr. med. Horst Hoffmann
Chefarzt Kllinik für Urologie
Rehabilitationsklinik Helenheim
Laustraße 35
34537 Bad Wildungen

Dr. med. Hans Schultheis
Ärztlicher Direktor
Urologisches Zentrum für Anschlußheilbehandlung und Rehabilitation
Klinik am Kurpark
Ziergartenstraße 19
34537 Bad Wildungen-Reinhardshsn.

Dr. med. H. J. Schilling
Arzt für Urologie
Klaustor 3
36251 Bad Hersfeld

Prof. Dr. Rolf Ackermann
Direktor d. Urologischen Klinik
Heinrich-Heine-Universität
Moorenstraße 5
40225 Düsseldorf

Dr. K. U. Laval
Arzt für Urologie
Münsterstraße 353
40470 Düsseldorf

Dr. med. H.-M. Evecek
Facharzt für Urologie u. Andrologie
Kaiserstraße 100
41061 Mönchengladbach

Prof. Dr. I. Füsgen
Dr. Annette Welz-Barth
3. Medizinische Klinik/Geriatrie
Kliniken St. Antonius
Tönisheider Straße 24
42553 Velbert

Prof. Dr. med. Th. Schwenzer
Direktor der Frauenklinik der
Städtischen Kliniken Dortmund
Beurhausstraße 40
44137 Dortmund

PD Dr. med. Jürgen Pannek
OA d. Urologischen Klinik der
Ruhr-Universität
Widumer Straße 8
44627 Herne

PD Dr. M. Goepel
Klinik für Urol., Kinderurol. u.
Urol. Onkologie, Uniklinik Essen
Hufelandstraße 55
45122 Essen

Prof. Dr. med. Peter Faber
Frauenklinik Prosper Hospital
Mühlenstraße 27
45659 Recklinghausen

Dr. Gabriele Tichy-Voß
Oberärztin Urologische Abteilung
St.-Barbara-Hospital Gladbeck
Barbarastraße 1
45964 Gladbeck

Prof. Dr. med. G. Hutschenreiter
Chefarzt der Urologischen Klinik
Ev. und Johanniter Klinikum
Duisburg/Dinslaken/Oberhausen gGmbH
Steinbrinkstraße 96a
46145 Oberhausen

Dr. med. K. Majert
Arzt für Urologie
Berliner Platz 24/28
48143 Münster

Dr. med. W. Dobek
Facharzt für Urologie
Poststraße 17 (Eingang f. Rollstuhlfahrer)
49477 Ibbenbühren

Dr. med. K. Hönecke
Chefarzt d. Urologischen u. Kinderurologischen Abt.
St. Elisabeth Hospital
Große Straße 41
49525 Lengerich

Prof. Dr. J. Hannappel
Urologische Klinik
Heilig-Geist-Krankenhaus
Grasegger Straße 105
50737 Köln

Prof. Dr. med. H.-J. Peters
Chefarzt der Urologischen Klinik
St. Elisabeth Krankenhaus GmbH
Werthmannstr. 1
50935 Köln

Dr. Ruth Kirschner-Hermanns
Ärztin der Urologischen Abt. der RWTH
Pauwelstraße 3
52057 Aachen

Prof. Dr. med. J. Steffens
Chefarzt d. Klinik f. Urologie u. Kinderurologie
St. Antonius-Hospital Eschweiler
Dechant-Deckers-Straße 8
52249 Eschweiler

Dr. med. Rudolf Stratmeyer
CA der Urologischen Abteilung
Kreiskrankenh. Mechernich GmbH
St.-Elisabeth-Straße 2–8
53894 Mechernich

Prof. Dr. J. W. Thüroff
Urolog. Klinik und Poliklinik
Klinikum der Johannes-Gutenberg-Univ.
Langenbeckstr. 1
55131 Mainz

Dr. med. Jörg Knipphals
Facharzt für Gyn. u. Gebh.
Paracelsus Klinik
Bismarckhöhe Taunusallee
56130 Bad Ems

Dr. med. Christian Büscher
Facharzt für Urologie
Uferstraße 2
57368 Lennestadt

Dr. Ralf Brinsa
Facharzt für Urologie
Hauptstraße 9–11
58332 Schwelm

PD Dr. med. R. A. Bürger
CA d. Urologischen Abteilung
St.-Katharinen-Krankenhaus
Seckbacher Landstr. 65
60389 Frankfurt/M.

Dr. med. K. Peter
Urologe
Eschersheimer Landstr. 544
60433 Frankfurt/M.

Prof. Dr. med. Peter R. Hanke
Chefarzt Klinik für Urologie
St.-Elisabeth-Krankenhaus
Ginnheimer Str. 3
60487 Frankfurt/M.

Prof. Dr. med. E. Becht
CA d. Klinik f. Urologie und Kinderurologie
Krankenhaus Nordwest Ffm.
Steinbacher Hohl 2–26
60488 Frankfurt/M.

Dr. Peter Frankenau
Facharzt für Urologie
Gartenstraße 5
60594 Frankfurt/M.

Prof. Dr. med. Dietger Jonas
Direktor der Klinik f. Urologie und Kinderurologie
Klinikum der J.-W.-Goethe-Universität
Theodor-Stern-Kai 7
60596 Frankfurt/M.

PD Dr. med. K. Arnold
Abt. f. Koloproktologie
St. Josef Hospital
Solmsstraße 15
65189 Wiesbaden

Dr. med. M. Weidenfeld
Facharzt für Urologie
An der Ringkirche 4
65197 Wiesbaden

Prof. Dr. B. Weisner
Neurol.-Psychiatrische Klinik
Dr. Horst Schmidt Kliniken
Ludwig-Erhard-Straße 100
65199 Wiesbaden

Dr. Michael Netzer
Facharzt für Urologie
Talstraße 51
66424 Homburg/Saar

Prof. Dr. med. S. Alloussi
Urologische Klinik
Univ. Kliniken
66424 Homburg/Saar

Dr. med. Manfred Wachter
Urologische Klinik
Kurpfalz Klinikum gGmbH
Hellmut-Hartert-Straße 1
67655 Kaiserslautern

Prof. Dr. med. K.-P. Jünemann
Urologische Klinik
Universitätsklinikum Mannheim gGmbH
Med. Fakultät der Univ.-Heidelberg
68135 Mannheim

Dr. med. Carl-Michael Bergner
Facharzt für Gynäkologie
Schifferstr. 22
68623 Lampertheim

Dr. Christian Weber
Urologische Universitätsklinik
Im Neuenheimer Feld 110
69120 Heidelberg

Dr. med. Mathias H.-D. Pfisterer
Kontinenzberatungsstelle
Geriatr. Zentr. Bethanien-Krankenh.
Rohrbacher Straße 149
69126 Heidelberg

Dr. med. H. Ch. Münch
Dr. med. R.-W. Otto
Ärzte für Urologie
Bahnhofstraße 26
69221 Dossenheim

Dr. med. Walter Epple
Urologe
Paulinenstraße 10
70178 Stuttgart

Prof. Dr. Hans Palmtag
Klinik für Urologie
Städtisches Krankenhaus
Arthur-Gruber-Straße 70
71065 Sindelfingen

Dr. med. Jürgen Lehmann
Arzt für Urologie
Am Obertorplatz 12
72379 Hechingen

Prof. Dr. med. Günther Egghart
Chefarzt der Urologischen Klinik
Kreiskrankenhaus
Hohenzollernstr. 40
72484 Sigmaringen

Dr. med. Hartmut Wiegmann
Urologe
Marquardtstraße 52
73207 Plochingen

Dr. Ralf Eschner
Arzt für Urologie
Walkstraße 9
73230 Kirchheim/Teck

Dr. med. Andreas W. Lahm
Facharzt für Urologie
Bismarckstraße 6
74072 Heilbronn

Prof. Dr. med. Detlev Frohneberg
Direktor der Urologischen Klinik
Oberarzt Dr. med. Markus Wöhr
Städt. Klinikum Karlsruhe gGmbH
Moltkestraße 90
76133 Karsruhe

Dr. med. Thomas Frangenheim
Urologe
Kaiserstraße 17
76646 Bruchsal

Prof. Dr. med. Ludwig Quass
Direktor Geburtshilfliche und Gynäkologische Klinik
Ev. Diakoniekrankenhaus
Wirthstraße 11
79110 Freiburg

Dr. med. Bernd Stein
Facharzt für Frauenheilkunde, Geburtshilfe und Urologie
Schwarzwaldstraße 20
79199 Kirchzarten

Dr. med. Maher Abdin
Facharzt für Urologie
Landvogtei 6/1
79312 Emmendingen

PD Dr. J. Bödeker
Dr. med. J. Springer
Urologische Abteilung
Krankenhaus-Spitalfond
Kaiserstr. 95–97
79761 Waldshut-Tiengen

Dr. med. Michael Römisch
Praxis für Gynäkologie
Tal 11
80331 München

Dr. med. Florian M. Deindl
Facharzt für Urologie
Weinstraße 3
80333 München

Dr. med. U. Hesse
Frauenarzt
Weinstraße 11
80333 München

Dr. med. Axel-Jürg Potempa
Facharzt für Urologie
Weinstraße 7 (Marienplatz)
80333 München

Dr. Angela Weigl
Klinikum f. Physikalische Med. u. Rehabilitation
Ziemssenstr. 1
80336 München

PD Dr. med. Th. Dimpfl
Frauenklinik der Universität
Klinikum Innenstadt
Maistraße 11
80337 München

PD Dr. med. C. Anthuber
Klinik u. Poliklinik für Frauenheilkunde u. Geburtshilfe
Klinikum Großhadern
Marchioninistraße 15
81377 München

Dr. med. Dorothea Geile
Ärztin für Chirurgie
Beratung für Stuhlinkontinenz
Chirurg. Privatklinik Bogenhausen
Denninger Straße 44
81679 München

Dr. med. Christiane Spehr
Ärztin für Urologie und Chirurgie
Beratung für Harninkontinenz
Chirurg. Privatklinik Bogenhausen
Denninger Straße 44
81679 München

Prof. Dr. med. M. Stöhrer
Chefarzt d. Urologischen Abt.
Berufsgenossenschaft Unfallklinik
82418 Murnau/Obb.

Dr. Frank Eichhorn
Urologe/Naturheilverfahren
Bahnhofstraße 12
83435 Bad Reichenhall

Dr. med. Karl-Heinz Rothenberger
Chefarzt der Urologischen Klinik
Klinikum Landshut
Robert-Koch-Str. 1
84034 Landshut

Dr. med. Günther Leikam
Urologe
Gottesackerstraße 6
85221 Dachau

Dr. med. Franz Staufer
Frauenarzt
Ernst-Reuter-Platz 2
85221 Dachau

Gemeinschaftspraxis
Dr. med. Bernd Egger
Dr. med. J. Rothamel
Fachärzte für Urologie
Annastraße 8–10
86150 Augsburg

Dr. med. Volker Moll
Arzt für Urologie
Frölichstraße 18
86150 Augsburg

Dr. med. Th. Becker-Dexl
Facharzt für Urologie
Untere Grabenstraße 10
88299 Leutkirch im Allgäu

Dr. med. P. Riska
Facharzt für Urologie
Ulmer-Tor-Straße 15
88400 Biberach a. d. Riß

Dr. med. Franz Heinz
Gynäkologe
Josephsplatz 1
90403 Nürnberg

Dr. med. Wolfgang Vilmar
Arzt für Urologie
Allersberger Straße 81
90461 Nürnberg

Dr. Klaus E. Matzel
Chir. Klinik mit Poliklinik/Proktologie
Universität Erlangen
Maximilianplatz Erlangen
91054 Erlangen

Dr. med. H.-M. Blümlein
Urologe
Klosterstraße 2
91301 Forchheim

Dr. med. P. Stockmann/Dr. med. P. Förster
Ärzte für Urologie
Bahnhofstraße 24
93047 Regensburg

Dr. med. Dieter Popp
Urologe
Richard-Wagner-Str. 16
93055 Regensburg

Dr. Hans-Jürgen Raab
Facharzt für Urologie
Straubinger Straße 445
93326 Abensberg

Dr. med. Michael Zellner
Arzt für Urologie
Klinikum Passauer Wolf
Bgm.-Hartl-Platz 1
94086 Bad Griesbach

Dr. med. Karlheinz Drost
Urologe
Eppenreuther Str. 28
95032 Hof/S.

Prof. Dr. P. May
CA d. Urolog. Klinik
OA Dr. A. Wolf
Klinikum Bamberg
Buger Straße 80
96049 Bamberg

Dr. med. Bernhard Lux
Facharzt für Urologie
Luitpoldstr. 40a
96052 Bamberg

Prof. Dr. med. D. Kranzfelder
CA d. Abt. Gynäkologie und Geburtshilfe
Missionsärztliche Klinik GmbH
Salvatorstraße 7
97067 Würzburg

Gemeinschaftspraxis
Dr. U. Blau / Dr. Th. Hagemeier
Frauenärzte
Steinweg 12
98527 Suhl

Dr. med. habil. K.-W. Lotze
Chefarzt der Frauenklinik
des Klinikums Meiningen
Bergstraße 3
98617 Meiningen

Auslandsadressen

Univ.-Doz. Dr. H. Heidler
Abt. Urologie
Allg. öffentl. Krankenhaus
Krankenhausstraße 9
A-4020 Linz

Hofrat Prof. Dr. H. Madersbacher
Leiter der Neuro-Urologischen Ambulanz
der Universitäts-Kliniken Innsbruck
Anichstraße 35
A-6020 Innsbruck

Dr. med. Michael Haß
Facharzt für Urologie
Dr. med. Karin Schletterer
Bezirkskrankenhaus Reutte
Krankenhausstraße 39
A-6600 Reute i. Tirol

Prof. Dr. B. Schüssler
Chefarzt der Frauenklinik
Kantonspital
CH-6000 Luzern 16

TEIL H

Inkontinenz-Fragebogen   H

Name: _____

Geb.-Datum: _____ Befragungs-Datum: _____

	Urge-Score	Streß-Score
1. Wie oft verlieren Sie ungewollt Urin?		
selten, gelegentlich		1
täglich, mehrmals täglich, dauernd	1	
2. Wie groß sind die Urinmengen, die Sie verlieren?		
einige Tropfen		1
größere Mengen	1	
3. Das Verlieren von Urin		
stört mich nur gelegentlich		2
behindert mich enorm	1	
4. In welchen Situationen verlieren Sie Urin?		
beim Husten und Niesen		1
beim Sitzen, im Liegen	1	
5. Frauen: Haben Sie Kinder geboren? Männer: Hatten Sie Operationen an der Prostata?		
ja		1
nein	0	
6. Wie häufig müssen Sie täglich Wasser lassen?		
alle 3–6 Stunden		3
alle 1–2 Stunden	2	
7. Müssen Sie auch nachts Wasser lassen?		
nie, 1 mal		2
2–4 mal, häufiger	3	
8. Verlieren Sie auf dem Weg zur Toilette Urin?		
niemals, selten		2
fast immer	2	
9. Wenn Sie Harndrang verspüren, müssen Sie dann sofort gehen oder können Sie noch abwarten?		
kann warten, muß bald (10–15 Min.) gehen		2
muß sofort gehen	3	
Summe 1–9		

TEIL H: Inkontinenzfragebogen

	Urge-Score	Streß-Score
10. Verspüren Sie plötzlich starken Harndrang, und verlieren Sie kurz darauf Urin, ohne daß Sie es verhindern können?		
nie		2
gelegentlich, häufig	3	
11. Verlieren Sie auch nachts im Schlaf Urin?		
nein, nie		1
häufig, regelmäßig	1	
12. Besteht häufiger, kaum unterdrückbarer Harndrang?		
eigentlich nie, gelegentlich		2
oft, behindert mich sehr	3	
13. Der häufige, kaum unterdrückbare Harndrang ist für mich		
eigentlich kein Problem		2
stört, behindert mich stark	2	
14. Haben Sie das Gefühl, daß die Blase nach dem Wasserlassen vollkommen leer ist?		
ja		1
nein	1	
15. Können Sie den Harnstrahl willkürlich unterbrechen?		
ja		1
nein	2	
16. Wie ist Ihr Gewicht?		
über 70 kg		2
unter 70 kg	0	

Summe 10–16		
Übertrag Summe 1–9		
Gesamtsumme		

Notizen:

Teil I

Nützliche Internet-Adressen   I

- http://www.blasenschwaeche.de
- http://www.gih.de
  - Website der Gesellschaft für Inkontinenzhilfe e.V.
- http://www.medi-set.de
  - Hofmann Gmbh & Co: Hersteller von waschbaren, textilen und feuchtigkeitsundurchlässigen Inkontinenz-Slips für Damen und Herren. Über eigenen Online-Shop können Artikel direkt bestellt werden.
- http://www.merhagen.de
  - Van Merhagen & Seeger GmbH: Fachgroßhandel für Inkontinenzhilfsmittel, Sanitätsbedarf, Desinfektionsmittel, Alten- und Krankenpflege
- http://www.hf-initiative.de

Weiterführende Literatur   J

Feil-Peter H (1995) Stomapflege. Enterostomatherapie. Schlütersche Verlagsanstalt, Hannover
Füsgen I, Melchior H (1997) Inkontinenzmanual. Diagnostik, Therapie, Rehabilitation. Springer, Berlin Heidelberg New York Tokio
Füsgen I (2000) Demenz. Praktischer Umgang mit der Hirnleistungsstörung. Urban & Vogel, München
Füsgen I (1992) Der inkontinente Patient. Huber, Bern
Füsgen I (1993) Dranginkontinenz bei Hirnleistungsstörungen. Urban & Vogel, München
Heidler H (1995) Enuresis nocturna. Aktuelles zu Äthiologie und Therapie. Blackwell, Wien
Höfler H (1999) Beckenbodengymnastik für Sie und Ihn. Gezielte Übungsprogramme für jeden Tag. BLV Verlagsgesellschaft, München
Hoogers K (1993) Inkontinenz verstehen. Ernst Reinhardt, München
Jonas U, Heidler H, Höfner K (1998) Urodynamik. Diagnostik der Funktionsstörungen des unteren Harntraktes. Thieme, Stuttgart
Kitchenham-Pec S, Bopp A (1997) Beckenbodentraining. Die weibliche Basis erspüren, schützen, kräftigen. Trias, Stuttgart
Otto P (1999) Das sanfte Beckenbodentraining. Die Kraft spüren, die Entspannung genießen. Rowohlt, Reinbeck
Sachsenmaier B (1991) Inkontinenz. Hilfen, Versorgung und Pflege. Schlütersche Verlagsanstalt, Hannover
Sill B (1997) Ganzheitliches Beckenbodentraining für Frauen aller Altersstufen. Tricks und Tips bei Blasenschwäche. Sill, Maintal
Sökeland J (1999) Urologie für Pflegeberufe. Mit 100 Prüfungsfragen. Thieme, Stuttgart
Stöhrer M, Madersbacher H, Palmtag H (1997) Neurogene Blasenfunktionsstörung. Neurogene Sexualstörung. Springer, Berlin Heidelberg New York Tokio
Zimmermann I (1989) Beckenbodentraining. Anleitung und Übungen zur Prophylaxe und Rehabilitation bei Stressinkontinenz. Schlütersche Verlagsanstalt, Hannover

Sachverzeichnis

A
Absorbierende Hilfsmittel 53
ADH 11
Andauerndes Harnträufeln 14
Auffangsysteme 60
aufsaugende Betteinlagen 56
aufsaugende Hilfsmittel 53

B
Bauchdeckenkatheter 58
Bauchschlagader 4
Beantragung einer Kur 67
Beckebodengymnastik 42
Beckenbodentraining 64
Behandlung 39, 42
– medikamentöse 39
– operative 42
Behinderung 68
– Feststellung 68
Beratung 78
– psychosoziale 78
Beratungsstellen 75, 93
– der GIH 93
Betteinlagen 56
– aufsaugend 56
– textile 56
Blase 19, 35
– überaktive 19
– instabile 19
– Spiegelung 35
– Training 37
– überaktive 41
Blasendruckmessung 27, 29
Blasenfistel 58
– suprapubische 58
Blasenfunktion 5
Blasenmuskel 18
– Schrumpfung 18
Blasenmuskelschwäche 17

Blasenschließmuskel 48
– künstlicher 48
Blasenspiegelung 35
Blasenstörungen im Alter 21
Blasentraining 37, 63

D
Detrusitol 46
Dranginkontinenz 19, 20
Dridase 41, 46
Druckflussuntersuchung 32

E
Ernährungs- und Trinkverhalten 51
Ernährungsverhalten 51
Erwerbsfähigkeit 68
– Minderung 68

F
Familienhilfe 76
Fehlbildung des Rückemarks 9
Feststellung einer Behinderung 68
Flow-EMG 26

G
Geformte Vorlagen 55
GIH-Selbsthilfegruppen 88

H
Haltemanöver 5, 12
Harnblase 1
Harnflussmessung 26, 29
Harninkontinente 71
– Hilfsangebote 71
Harnleiter 3, 4
Harnleiteröffnung 14
– falsch mündende 14
Harnröhre 1, 4, 33
– Spiegelung 33

Sachverzeichnis

Harnträufeln 14
- andauerndes 14
Harnwege 27
- Spiegelung 27
Harnwegsinfekte 13, 41
Harnwegsinfektion 25
Heil- und Hilfsmittel 52
Heilmittel 52
Hilfsangebote für Harninkontinente 71
Hilfsmittel 52
Hilfsorganisationen 76
Hirnleistungsstörungen 21
Hirnleistungsstörungen 7

I
Inkontinenz 52
- Hilfsmittel 52
- - aufsaugende 53
- - absorbierende 53
Inkontinenz 55
- hosen 55
- systeme 56
Inkontinenz-Fragebogen 111
Inkontinenzhosen 55
Inkontinenzsysteme 56
- systeme 56
Inontinenzhilfsmitteln 52
Instabile Blase 19
Internet-Adressen 113
- nützliche 113
interstitielle Zystitis 18

K
Katheter 57
Klingelhose 40
Kolik 4
Kondomurinal 59
Konentraining 44
Kontrastmittel 34
künstlicher Blasenschließmuskel 48
künstlicher Schließmuskel 48
Kur 67
- Beantragung 67
Kurbeantragung 67

L
Literatur 115
- weiterführende 115

M
Medikamentöse Behandlung 39
Mictonorm 46
Miktionetten 41

Minderung der Erwerbsfähigkeit 68
Minirin 39
Multiple Sklerose 22

N
Nieren 3
Nierenarterie 4
Nützliche Internet-Adressen 113

O
Operative Behandlung 42

P
Parkinson-Krankheit 17
Penisbändchen 60
Penisklemme 60
Phimose 13
Prostata 6
Prostatavergrößerung 6
Psychosoziale Beratung 78

Q
Querschnittlähmung 15, 22

R
Rechtliche Situation 66
Reizstrombehandlung 47
Rückenmarksfehlbildung 9

S
Schließmusekltraining 42
Schließmuskel 1, 48
- künstlicher 48
Schließmuskeldruckmessung 31
Schrumpfung des Blasenmuskels 18
Selbsthilfegruppen 75, 80
Spaltrücken 15
Spasmex 46
Spasuret 46
Spiegelung der Harnröhre 33
Spiegelung der Harnwege 27
Spiegelung 33
- Harnröhre 33
- Blase- 35
Spina bifida 9, 15
Stressinkontinenz 18
Stufentherapie 39
Suprapubische Blasenfistel (Bauchdeckenkatheter) 58

T
tethered cord syndrome 15
Textile Betteinlagen 56

Textile Inkontinenzsysteme 56
Toilettentraining 63
Trinkverhalten 51
Tropfenfänger 55
TVT 48

U
Überlaufharninkontinenz 17
Überaktive Blase 19, 41
Überlaufinkontinenz 21
Ubretid 46
Ultraschalluntersuchung 26, 29

Urinrückfluss zur Niere 13
Urinuntersuchung 25
Uroflow 10

V
Verbraucherorganisationsgruppen 83
Vorlagen 55
– geformte 55

W
Weiterführende Literatur 115

MIX
Papier aus verantwortungsvollen Quellen
Paper from responsible sources
FSC® C105338

If you have any concerns about our products,
you can contact us on
ProductSafety@springernature.com

In case Publisher is established outside the EU,
the EU authorized representative is:
**Springer Nature Customer Service Center GmbH
Europaplatz 3, 69115 Heidelberg, Germany**

Printed by Libri Plureos GmbH
in Hamburg, Germany